MONOGRAPHIEN AUS DEM GESAMTGEBIETE DER NEUROLOGIE UND PSYCHIATRIE

HERAUSGEGEBEN VON

A. ALZHEIMER-MÜNCHEN UND **M. LEWANDOWSKY**-BERLIN

HEFT 1

ÜBER NERVÖSE ENTARTUNG

VON

PROFESSOR DR. MED. **OSWALD BUMKE**

I. ASSISTENTEN AN DER PSYCHIATRISCHEN UND NERVENKLINIK DER UNIVERSITÄT ZU FREIBURG I. B.

SPRINGER-VERLAG BERLIN HEIDELBERG GMBH

1912

ISBN 978-3-642-52527-8 ISBN 978-3-642-52581-0 (eBook)
DOI 10.1007/978-3-642-52581-0

Originally published by Julius Springer in Berlin in 1912
Softcover reprint of the hardcover 1st edition 1912

Vorwort.

Die vorliegende Arbeit ist die erweiterte Ausarbeitung eines auf der letzten Naturforscherversammlung in Karlsruhe (September 1911) über das gleiche Thema erstatteten Referates[1]. Die zu diesem Thema gehörigen, von mir jedoch nicht berührten Fragen der speziellen klinischen Psychiatrie sind von dem Korreferenten, Herrn Direktor A. Schott in Stetten, behandelt worden[2].

Freiburg i. B., November 1911.

Oswald Bumke.

[1]) Bericht darüber siehe Zeitschrift für die gesamte Neurologie und Psychiatrie. Referate und Ergebnisse IV. 2. p. 141 und Allg. Zeitschr. f. Psych. 68. 1911.

[2]) Allg. Zeitschrift für Psychiatrie. 68. 1911.

Inhaltsübersicht.

I. Einleitung.

Das Entartungsproblem ist sehr viel älter als die wissenschaftliche Psychiatrie. Die Tatsache, daß Völker und Geschlechter kommen und gehen, steigen und fallen, hat die Menschen zu allen Zeiten nach den Gesetzen dieses Schicksals fragen lassen, und wer den Verfall sah oder zu sehen glaubte, hat gewöhnlich nicht bloß schlechte Gesetze und schädliche Einrichtungen dafür verantwortlich gemacht, sondern auch seine Zeitgenossen gescholten, weil sie den Vorfahren an Wert — wirklich oder vorgeblich — nicht gleichstanden. In manchen Epochen schwillt die Klage und der Ruf nach Hilfe, noch heute hörbar, an, aber eine Zeit, in der die Schwarzseher gefehlt oder keinen Anlaß zur Sorge gefunden hätten, hat es unter Kulturvölkern wohl niemals gegeben.

Wo aber eine Nation wirklich zugrunde gegangen ist, und ebenso fast immer dann, wenn in bestimmten Phasen die Furcht vor dem Verfall lebhafter geworden ist, da hören wir auch von nervöser Entartung, von Krankheit, Verbrechen und vom Niedergang der Sitten. Vielleicht waren nicht begründete Klagen oft nur der Ausdruck einer psychischen Schwäche und Reizbarkeit, aber dann waren sie — eben doch nicht ganz unbegründet, und wenigstens ihre Urheber waren Opfer der Degeneration. Man sagt, wirklich dekadente Epochen hätten sich immer über ihren Zustand getäuscht oder gar gemeint, auf der Höhe der Entwicklung zu stehen; das ist kaum ganz richtig, aber sicher wurde nachträglich beinahe jedes vom Schicksal ausgetilgte Volk als entartet, als krankhaft geschwächt und als moralisch gesunken bezeichnet.

Trotzdem ist das Entartungsproblem als Gegenstand psychiatrischer Forschung recht jungen Datums. Hier ist es erwachsen als ein Zweig der Erblichkeitslehre, die seit der Mitte des vorigen Jahrhunderts die ätiologischen Anschauungen der Irrenärzte beherrscht — also scheinbar unabhängig von allen historischen und sozialen Erwägungen und unabhängig auch von der populären Furcht vor dem Niedergang einer Nation, oder wie man heute sagt: einer Rasse. Aber diese Unabhängigkeit ist wirklich nur scheinbar. Morels schöpferische Arbeiten fallen gerade in die Zeit, in der die wissenschaftliche Psychiatrie, neben den eigentlichen Geistesstörungen, Formen und Äußerungen seelischer Anomalien zu behandeln begann, die früher lediglich vom moralischen oder höchstens vom sozialen Standpunkte aus betrachtet worden waren. Selbstmord, Verbrechen, Laster und alle Arten moralischer oder intellektueller Schwäche sonst haben immer schon als Anzeichen des Verfalles gegolten, und nur die Verwandtschaft dieser Erscheinungen mit den Geisteskrankheiten war früheren Zeiten entgangen. Sobald die Psychiatrie auch sie in ihr Forschungsgebiet hineinbezogen hatte, mußte sie das Entartungsproblem übernehmen und an seiner Lösung mitarbeiten.

Mitarbeiten. Denn einseitig, von rein psychiatrischen Gesichtspunkten aus, läßt sich die Frage schlechterdings nicht behandeln. Es ist versucht worden, aber vielleicht gerade darum ist die durch Morel eingeleitete wissenschaftliche Entwicklung so sehr bald ins Stocken geraten.

Und die Fortschritte, die wir in unseren Tagen angebahnt sehen, sind wiederum nur einer Ausdehnung des psychiatrischen Interessenkreises zu verdanken. Jetzt ist es die soziale Strömung unserer Zeit, die das Entartungsproblem immer von neuem an die Oberfläche treibt und nicht aus unseren Augen verschwinden läßt.

Dazu kommt noch anderes. Ob ein Volk sich auf der Höhe hält, steigt oder sinkt, das war von jeher schon eine politische oder wie wir heute eben sagen: eine soziale Frage. Als sie aber in wenig anderer, nur etwas engerer Form auch zu einem medizinischen Problem wurde, da stand die ganze Naturwissenschaft schon im Zeichen der Evolutionstheorie. So ist die Entartungslehre von ihren ersten Anfängen an mit dem Entwicklungsgedanken unlöslich verknüpft, und nicht zufällig ist der Schwerpunkt bei ihrer Behandlung in den letzten Jahrzehnten ins anthropologische Gebiet geglitten. Degenerations- und Rassenprobleme gehören heute untrennbar zusammen.

Daraus ergibt sich dann endlich ohne weiteres eine nahe Beziehung auch zur Geschichtswissenschaft. Jede Entartung läßt sich nur als Vorgang, als Entwicklung, läßt sich also, wo sie den Menschen betrifft, nur historisch begreifen. Wir wissen heute noch nicht einmal, ob die Geisteskrankheiten in unseren Tagen zunehmen oder nicht, und wir werden aus dieser einen Tatsache lernen müssen, daß das Entartungsproblem am gegenwärtigen, lebenden Geschlecht allein nicht gelöst werden kann. Nur aus der Beobachtung vieler Generationsfolgen, die dem einzelnen versagt bleibt, und nur durch den Vergleich dieser Geschlechter kann die Richtung deutlich werden, in der die Kurve ihres Schicksals verläuft.

Deshalb wird die Psychiatrie historischer Hilfe niemals entraten können; sie muß, und zwar lediglich unter dem Gesichtswinkel ihrer nächsten eigenen Aufgaben, zu erfahren suchen, ob sich in irgendwelchen geschichtlichen Zeiten, etwa in denen des politischen Niederganges, eine nervöse Degeneration, eine fortschreitende Verschlechterung der psychischen Gesundheit feststellen läßt oder nicht [1]. Nur auf diese Weise wird sie der Gefahr entgehen, zufällige Entwicklungen mit gesetzmäßigen zu verwechseln, und nur so wird sie in die Lage kommen, dem lebenden Geschlecht eine Prognose zu stellen.

So berühren sich an diesem Punkte, bei der Lösung einer Aufgabe, sonst scharf getrennte Gebiete der Wissenschaft. Historiker, Nationalökonomen,

---

[1]) Ob die Geschichte aus psychiatrischen Untersuchungen dieser Art jemals wird Nutzen ziehen können, muß hier natürlich dahingestellt bleiben. Voraussetzung dafür wäre wohl der Nachweis, daß der Entartung im psychiatrischen Sinne beim Untergang der Völker eine ursächliche Bedeutung zukommt. Ist sie nur eine Folge des Verfalls, ein Symptom des drohenden Untergangs, so wird sich der Historiker vielleicht begnügen, ihr Vorhandensein festzustellen.

Anthropologen und Ärzte vereinigen sich zu gemeinsamer Arbeit oder sollten es tun. Man wird nicht sagen dürfen, daß die Medizin die Führung übernommen und behalten hat; angesichts der ungeheuren populären Literatur, die seit Jahrzehnten in allen möglichen Formen und stets unter medizinischen Gesichtspunkten die Dekadenz behandelt, könnte es wohl so scheinen; aber wer ehrlich sein will, muß zugeben, daß die wissenschaftlichen Leistungen seit Morel den Anspruch nicht rechtfertigen. Gewiß, auf klinischem Gebiete, in der genauen Erforschung der nervösen Leiden, die man heute als Entartungszustände bezeichnet, ist viel erreicht worden; die Grundfragen jedoch, was denn Entartung sei, und ob es das überhaupt gibt, was man so nennt, die sind keineswegs häufig und noch seltener ganz konsequent in Angriff genommen, geschweige denn gelöst worden.

II. Begriffsbestimmung.

Vielleicht ist die Lösung der Entartungsfrage sehr einfach. Vielleicht gibt es gar keine Degeneration im psychiatrischen Sinne. Sehr gewichtige Stimmen haben sich gegen Morels Lehre und die seiner Nachfolger gewandt und Rieger sagt geradezu: Das Wort Entartung ist eine deklamatorische Phrase. Andere wieder halten gerade dieses Problem für eines der dringendsten unserer Zeit, und Kraepelin meint, die Erörterung dieses Themas müsse zunächst ständig auf der Tagesordnung bleiben. Solche Differenzen der Auffassung können in einer ganz verschiedenen Beurteilung der Tatsachen begründet sein, und wirklich bezieht sich die Meinungsverschiedenheit, die gerade zwischen Kraepelin und Rieger besteht, wohl vornehmlich auf tatsächliche Fragen, wie die, ob die Geisteskrankheiten zunehmen oder nicht. Aber trotzdem wird man hier, wie überall, wo eine Einigung der Fachgenossen gar nicht erfolgen will, auch danach fragen müssen, ob denn der Sinn des Wortes Entartung feststeht, und ob nicht ein Mißverständnis möglich ist.

In der Tat braucht man nur mehrere Arbeiten über Degeneration miteinander zu vergleichen, um zu sehen, daß hier ganz besondere Schwierigkeiten vorliegen. Die größte ist eben die, daß das Vorkommen von Entartungsvorgängen bestritten wird. So handelt es sich in diesem Falle nicht darum, für einen anerkannten Tatbestand nach einer kurzen erschöpfenden Formel zu suchen, und auch nicht um die schwerere Aufgabe, das Gemeinsame mehrerer verwandter Tatbestände in einer Definition herauszuheben. Sondern: Die Tatsachen sollen erst festgestellt, gesucht werden, und wir müssen sogar mit der Möglichkeit rechnen, daß es gar nichts gibt, was man vernünftigerweise Entartung nennen könnte. Viele Begriffe der Wissenschaft haben im Laufe der Zeit ihren Inhalt verloren, sind zu leeren Hülsen geworden, die weiter zu schleppen unnütz wäre.

Ist es unter diesen Umständen nicht unsinnig, eine Begriffsbestimmung überhaupt zu versuchen? Ja und Nein. Eine allgemeine Definition zu geben, wird vielleicht deshalb schwierig sein, weil sehr verschiedene Vorgänge und Zustände mit dem Worte Entartung bezeichnet worden sind. Und scharfe Unterscheidungen im einzelnen wieder werden voraussichtlich daran scheitern, daß diese Vorgänge und Zustände insgesamt noch nicht genau gekannt sind. So bleibt zunächst nichts übrig, als in großen Umrissen die Begriffe zu umschreiben, die man dem Worte Entartung untergelegt hat. Das aber ist notwendig, denn ohne diese Vorarbeit werden wir die Tatsachen nicht auffinden können, auf denen das Degenerationsproblem und die Degenerationslehre aufgebaut worden sind.

Was heißt Entartung?[1]) Das Wort war längst da, als Morel über Degenereszenzen zu schreiben begann, und es wird nach wie vor von den verschiedensten Seiten und bei den verschiedensten Anlässen gebraucht. „Die Wissenschaft ist ein spät geborenes Kind", sagt Moebius. „Die Begriffe, mit denen wir wirtschaften, sind meist nicht zum wissenschaftlichen Gebrauche gebildet worden, sondern im täglichen Leben entstanden." Im täglichen Leben bedeuten aber die Worte „Entartung" und „entartet" zumeist und vielleicht immer ein moralisches Werturteil. Ein entartetes Kind ist ein besonders schlechtes Kind, bei erwachsenen Personen bezeichnet dasselbe Beiwort Verbrecher und Schurken, und unter einem degenerierten Aussehen versteht man das Bild eines heruntergekommenen Menschen. Kein Zweifel, daß die Psychiatrie dem Worte diesen Sinn nicht unterlegen will, denn die Medizin hat mit moralischen Werturteilen nichts zu tun. Aber gebrauchen wir das Wort auch wirklich niemals so, wie es das große Publikum anwendet? Wir sprechen vom degenerativen Charakter der Hysterischen, von degenerativen Beimengungen zu dem Bilde einer sonst typischen Psychose, von degenerativen Persönlichkeiten. Meinen wir dabei nicht zuweilen gerade den unerfreulichen Charakter vieler hysterischer Personen, die Unwahrhaftigkeit und den Egoismus z. B., nicht die besondere, hämisch-querulierende Art mancher Maniaci, das rücksichtslose, übertriebene Jammern bestimmter melancholischer Frauen? Es wäre gewiß nicht schwer, an der Hand publizierter Krankengeschichten den Beweis zu erbringen, daß sich der Eindruck der Degeneration nicht ganz selten auf die Beobachtung moralischer Defekte gegründet hat.

Selbstverständlich wäre das dann zulässig, wenn bestimmte ethische Mängel als sicheres Symptom der Entartung gelten könnten. Das ist möglich; ob es erwiesen ist, kann hier noch dahingestellt bleiben. Sicher sind ganz allgemein moralische Defekte ebenso gut Äußerungen einer psychischen Störung, als intellektuelle. Ob sie aber zur Entartung innigere Beziehungen haben als andere Krankheitszeichen, das ist ein Problem, das der Lösung bedarf. Wird die Frage bejaht, so müssen wir in der Praxis bei der Verwertung des Symptoms immer noch besondere Vorsicht walten lassen, eben um einer Beeinflussung durch allgemein menschliche Erwägungen zu entgehen. Den schwachsinnigen Sohn normaler Eltern nennt auch der Irrenarzt nur schwachsinnig es ist gewiß unrichtig, ihn entartet zu nennen, nur weil er moralisch entgleist.

Also: Daß das Wort Entartung in der Psychiatrie keine moralische Verurteilung enthalten soll, das steht, unabhängig von der Beantwortung der oben aufgeworfenen Frage, ganz fest. Aber deshalb ist der Begriff keineswegs überhaupt frei von jedem Werturteil. Das liegt schon im Wort; die Abart[2])

[1]) Ich weiß, daß theoretische Erörterungen, wie sie hier folgen, in medizinischen Abhandlungen ungern gesehen und für überflüssige Spekulationen gehalten werden. Diesmal kommt, wie gesagt, als erschwerender Umstand dazu, daß diese Ausführungen in den Tatsachen keine feste Basis finden und deshalb zunächst vollends ohne praktischen Wert zu sein scheinen. Trotzdem können sie nicht unterdrückt werden, weil jede psychiatrische Abhandlung über Entartung, die nicht von einem festen Begriffe ausgeht, notwendig kritiklos werden muß. Die „Deklamationen", über die Rieger mit Recht schilt, wären nicht möglich, wenn jeder Auslassung über Degeneration eine Bemerkung darüber vorausgeschickt würde, was unter Entartung verstanden sein soll.

[2]) Walton wendet sich mit Recht gegen die moderne Neigung, jede individuelle Besonderheit als Entartung zu bezeichnen, und mahnt erneut, in solchen Fällen (Talent, Genie etc.) doch eben nur von Abweichung (Deviation) zu sprechen.

kann ebenso wertvoll sein, wie die Art oder sogar noch wertvoller. Aber was entartet ist, das ist schlechter als die Art selbst. Eine Definition, die das nicht zum Ausdruck bringt, würde den klaren Wortsinn vergewaltigen.

Damit erhebt sich aber ein ganz anderer Einwand, der sich geradezu gegen jede ärztliche Behandlung des Entartungsproblems richtet. Es ist der Einwand, der von vielen Seiten und oft gegen Lombrosos Lehren vom geborenen Verbrecher und vom psychisch abnormen Genie, gegen die von Moebius geschaffenen Pathographien und gegen vieles andere erhoben worden ist, was in das Grenzgebiet zwischen Psychiatrie und Kulturwissenschaften fällt. Daß sehr unerfreuliche Grenzüberschreitungen im einzelnen vorgekommen sind, muß den Gegnern dieser neuen Forschungsrichtungen ohne weiteres zugegeben werden. Ob aber eine ärztliche Behandlung derartiger Probleme überhaupt zulässig und möglich ist, das hängt in letzter Linie nicht vom Geschmack und Takt, sondern von der Definition des Begriffes Entartung ab. Bekannt ist ja Max Nordaus unglücklicher Versuch, alle Erscheinungen der modernen Kunst, die ihm persönlich unsympathisch waren, als Symptome der Entartung und zwar einer rein ärztlich verstandenen Entartung zu brandmarken. Daß Entgleisungen dieser Art die Medizin noch mehr kompromittieren, als sie die Kunst beleidigen, darüber besteht, zum mindesten seit Bernhard Shaw's glänzender Kritik, wohl vollkommene Einigkeit. Aber folgt daraus, daß alle bisherigen Erörterungen der Entartungsfrage, die über das unmittelbar medizinische Gebiet hinausgingen, grundsätzlich verfehlt waren?

Die Philosophie lehrt, daß die Naturwissenschaft mit Werturteilen nichts zu schaffen habe; das Werten sei stets Sache der Kulturwissenschaften. „Es gibt für die Naturwissenschaft überhaupt keine „höheren“ oder „niederen“ Organismen, wenn das heißen soll, daß die einen mehr Wert als die anderen haben“, schreibt Heinrich Rickert. Das ist gewiß richtig, aber die Kompetenz der Medizin, normale und entartete Menschen zu unterscheiden, wird dadurch nicht berührt. Denn bei dieser Unterscheidung werden weder ethische noch ästhetische, sondern biologische Werte beurteilt. Wählen wir, um das zu zeigen, ein Beispiel, das auf der Grenze von Psychiatrie und Ethik gelegen ist — die Folgerungen für die analogen Beziehungen der Medizin zur Ästhetik ergeben sich dann von selbst. Für einen Augenblick möge — gleichviel ob mit Recht oder Unrecht — ein schwachsinniger, also sicher krankhafter Verbrecher entartet genannt werden. Die Ethik wird ihn für weniger wertvoll halten, als einen gesunden, tüchtigen, sozialen Menschen. Den Arzt geht diese Betrachtungsweise nichts an, für ihn ist dieser Verbrecher nur krank. Aber alle Kranken bilden, unter einem gemeinsamen Gesichtswinkel betrachtet, eine Gruppe, die unter der der gesunden Menschen steht. Es wäre spitzfindig und unwahr, statt „unter“ „neben“ zu sagen. Und wie gesagt: Der Maßstab für diese Unterscheidung ist kein moralischer, sondern ein biologischer. Von diesem Standpunkte aus erscheint Gesundheit zweckmäßig, Krankheit zweckwidrig, und ein entarteter Mensch ist für sich selbst oder für die Gesellschaft oder aber für beide unzweckmäßig organisiert.

Ist diese Auffassung richtig, ist sie wirklich naturwissenschaftlich, so muß sie nicht bloß für den Menschen, sie muß dann für die gesamte Biologie, muß insbesondere für alle Tiere gelten. Und hier scheint allerdings noch eine

Schwierigkeit zu bestehen. Die Naturwissenschaft kennt keinen Zweck, sie betrachtet die Dinge lediglich vom Standpunkte der Kausalität. Eine Tierart ist nicht kräftiger und fortpflanzungsfähiger, um eine andere zu verdrängen, sondern sie verdrängt sie, weil sie kräftiger ist. Wenn uns die siegende Art zweckmäßiger erscheint, so beruht das auf einer Täuschung, auf der Verwechslung von Ursache und Wirkung. Denkt man diesen Gedanken zu Ende, so wird in der Tat alles nivelliert; Gesundheit und Krankheit, Norm und Anomalie, Art, Abart und Entartung, keines erscheint zweckmäßiger als das andere. Das ist keine leere Spekulation. Es hat an Naturforschern nicht gefehlt, die so folgerichtig dachten. Kein Geringerer als Virchow hat jeden Fall von Deszendenz im Sinne Darwins, d. h. jede Abweichung vom Typus des elterlichen Organismus als einen pathologischen Vorgang aufgefaßt, und der Psychiater Arndt hat geradezu jede Variation als Degeneration bezeichnet. Damit ist dann freilich jedes Werturteil beseitigt, das Genie, und wäre es auch ganz frei von pathologischen Zügen, steht für den Blick des Naturforschers auf einer Stufe mit dem Idioten und dem Verbrecher.

Das wäre dann richtig, wenn es nur Abarten gebe. Sehen wir von der Entartung zunächst ganz ab, die Tatsache der Krankheiten allein macht diese Auffassung unmöglich. Zunächst wenigstens für die ärztliche Betrachtung. Die individuellen Zwecke des Einzelnen verlangen, daß er gesund ist, die Gesellschaft muß von ihren Mitgliedern dasselbe wünschen. Der Mediziner, der die Krankheit der Gesundheit gleichstellte, wäre kein Arzt. Aber vielleicht ist damit der Grund des Zweifels schon aufgedeckt. Vielleicht verleihen die sozialen Aufgaben der ärztlichen Kunst ihr eine Sonderstellung gegenüber den reinen Naturwissenschaften? Auch das trifft nicht zu. Der Begriff der Zweckmäßigkeit hat für alle Lebewesen Geltung. Die Naturwissenschaft, die Lehre von den Naturgesetzen, kennt keine Zwecke, weil das Naturgeschehen teleologisch nicht begriffen werden kann. Das heißt aber nicht, daß in der Natur keine Zwecke existierten. Jedes Lebewesen und jede Art hat zum mindesten den Zweck, sich zu erhalten sich durchzusetzen, sich fortzupflanzen. Und so gilt Kraepelins Definition: „Mit dem Namen der Entartung bezeichnen wir das Auftreten vererbbarer Eigenschaften, welche die Erreichung der allgemeinen Lebensziele erschweren oder unmöglich machen", für Tiere ebenso wohl wie für Menschen. Alles, was oben vom verbrecherischen Menschen gesagt wurde, läßt sich ohne weiteres auf die Tierwelt übertragen. Ein Tier, das sich nicht fortzupflanzen vermag oder seiner Konstitution wegen seinen Feinden preisgegeben ist, ist unzweckmäßig organisiert. Und deshalb ist das typische Beispiel für die Entartung jene Taubenart, die durch fortgesetzte Züchtung die Kraft des Schnabels eingebüßt hatte, vermöge deren allein das junge Tier ohne menschliche Hilfe das Ei zu sprengen vermag.

Daß die Zwecke des Individuums und die des Ganzen variieren können, ändert an dieser Sachlage nichts. Auch das kann gegen die eben vorgetragene Auffassung nicht eingewendet werden, daß sich die Zwecke des Einzelnen und die der Gesamtheit nicht immer decken. Der nicht entdeckte Verbrecher ist für sein persönliches Wohl unter Umständen sehr zweckmäßig organisiert, aber er ist schädlich für die Gesellschaft. Etwas anders steht es schon um ein Entartungsproblem, das unter dem Schlagwort: „Die Ausrottung der Besten" neuerdings viel erörtert wird. Das für die Art bedrohlichste Symptom, die zunehmende Unfruchtbarkeit, findet sich gesetzmäßig gerade bei den geistigen Führern eines Volkes, den Trägern der Kultur. Darf man die deshalb als entartet bezeichnen? Gewiß, wenn man nur voranschickt, daß die Degeneration eine partielle sein kann und sehr oft ist. Erinnert sei nur an Magnans Lehre vom dégénéré supérieur und an den richtigen Kern der später durch Lombroso populär gemachten Behauptung Moreaus: Das Genie sei eine Neurose.

Wir würden also, als das Ergebnis der bisherigen Überlegungen, mit Moebius und vielen anderen, als ein wesentliches Kriterium der Entartung eine (für das Individuum oder für die Gesamtheit) ungünstige oder besser noch: **unzweckmäßige Abweichung vom Typus** ansehen. Daß für praktische Zwecke eine gewisse Intensität dieser Abweichung gefordert werden muß, versteht sich von selbst, und ebenso, daß dieses Merkmal nicht das einzige sein kann. Bliebe es das, so umfaßte der Begriff Entartung von vorneherein alle überhaupt denkbaren Krankheiten — wohl neben vielem anderen. Denn nicht alles, was unzweckmäßig ist, ist zugleich krank, und wenn das geistige Niveau eines Volkes und damit seine Kulturleistungen von Generation zu Generation sinken, so braucht der Grund kein pathologischer Vorgang zu sein. Analoge Dinge sind auch auf körperlichem Gebiet denkbar, und in allen solchen Fällen könnte der Entartungsbegriff, gerade wenn er in dieser Hinsicht indifferent gefaßt würde und über Gesundheit oder Krankheit an sich nichts aussagte, von Nutzen sein. Nur würde aus einer so allgemeinen Fassung ohne weiteres folgen, daß man innerhalb des großen Entartungsgebietes ein kleineres als ärztliche Domäne abstecken müßte. Und dabei kann kein anderer Maßstab in Frage kommen, als der, der zwischen Gesundheit und Krankheit unterscheidet. So hatte schon Morel geschrieben: „Dégénérescence et déviation maladive du type normal de l'humanité sont donc dans une pensée une seule et même chose . . . . . .".

Seitdem hat man ziemlich oft versucht, die nervösen Entartungserscheinungen als etwas aufzufassen, was zwischen gesundem und krankem Geschehen gelegen wäre. Das erscheint uns unmöglich. Man könnte allenfalls, und das geschieht sogar sehr oft, das Entartungsgebiet quantitativ begrenzen und verabreden, daß bestimmte Störungen oder daß manche Veranlagungen, wenn sie leichter Art sind, Degenerationssymptome genannt werden. Auf diese Frage werden wir noch eingehen müssen. Aber schon jetzt kann gesagt werden, daß auch hier den Arzt nur Zustände von krankhafter Entstehung angehen. Das gilt, um Beispiele zu nennen, sowohl für den Selbstmord wie für das Verbrechen und für alles andere. Nur darf man dabei den Unterschied nicht außer acht lassen, der zwischen *νόσος*, der Krankheit als Vorgang und *πάθος*, dem Leiden als Zustand besteht (s. Aschoff). Die Entartung im medizinischen Sinne ist die Folge einer Krankheit, braucht jedoch selbst keine Krankheit mehr zu sein. Der Verbrecher, der nicht bloß vom Standpunkte der Ethik, sondern auch von dem der Psychiatrie entartet ist, ist natürlich nicht auf die Weise krank, wie einer, der Fieber hat; aber sein Leben ist bestimmt durch die Folgen einer weit zurückliegenden Erkrankung der bei seiner Entstehung vereinigten Keime. Alkoholismus der Eltern z. B. soll — die Tatsachen müssen, wie gesagt, später noch geprüft werden — zu solcher Entartung führen. Ist diese oder sind analoge Ursachen für die Minderwertigkeit nachgewiesen, wahrscheinlich oder auch nur denkbar, so ist der betroffene Mensch Gegenstand der medizinischen Betrachtung, im anderen Falle nicht. Daß die Definitionen von Krankheit (νόσος) und Leiden (πάθος) selbst schwierig sind, und daß das gesunde und das kranke Leben fließende Übergänge verbinden, berührt diese prinzipielle Beurteilung der Frage nicht.

Viel wichtiger als diese Erwägungen, die beinahe selbstverständlich erscheinen, aber doch oft vernachlässigt sind, ist die Verständigung über ein anderes oder vielmehr über das andere Kriterium des Begriffes Entartung, das wie das erste im Namen schon angedeutet ist. Die Degeneration muß sich auf die Art beziehen. Das ist selbstverständlich und kann dem Wortsinn nach einfach heißen: Entartet ist, was im Vergleich zur Art schlechter ist. Dann wäre wieder jede Krankheit Entartung, und mit dem ersten Kriterium, mit der Abweichung vom Typus, wäre der Begriff schon erschöpft. Wollen wir ihn einengen — und für alle praktischen Zwecke wird, wie gesagt, das unbedingt notwendig sein — so werden wir dem zunächst vieldeutigen Worte einen anderen möglichen Sinn unterlegen müssen: Die Degeneration muß die Art angehen. Wer an Lungenschwindsucht leidet, ist krank, und wem eine Hand fehlt, der ist verstümmelt, aber beides ist an sich für das Ganze, für die Art vollkommen gleichgültig, und es wäre sinnlose Wortverschwendung, den einen oder den anderen, außer als krank oder als abnorm, auch noch als „entartet“ zu bezeichnen.

An diesem Punkte fangen die Schwierigkeiten erst recht an, und hier trennen sich viele, die bis dahin zusammengingen. Vielleicht erleichtert es die Verständigung, wenn wir diesen verschiedenen Wegen bis zu ihrem gemeinsamen Ursprunge nachgehen, wenn wir die Entwicklung der Frage historisch verfolgen.

Was hat Morel unter Entartung verstanden?

„Une déviation maladive d'un type primitif. Cette déviation, si simple qu'on la supposse à son origine, renferme néanmoins des éléments de transmissibilité d'une telle nature, que celui qui en porte le germe devient de plus en plus incapable de remplir sa fonction dans l'humanité, et que le progrès intellectuel déjà enrayé dans sa personne se trouve menacé dans celle de ses descendants.“

Also eine von Generation zu Generation fortschreitende Verschlechterung der nervösen Gesundheit, die durch erbliche Einflüsse bedingt ist — das war der ursprüngliche Kern der psychiatrischen Entartungslehre. Auf den Vorgang kam es Morel an, auf eine pathologische Entwicklung, die sich nur an mehreren, aufeinanderfolgenden Geschlechtern beobachten läßt. Die Entartung umschreibt er, nicht den Entarteten. Und der Grund dieser Entwicklung lag für ihn in der Heredität.

Fast alle späteren Autoren sind von Morel abgewichen; O. Binswanger, der die Lehre rein vorträgt, steht in der Medizin beinahe allein, und nur die Anthropologie faßt das Problem auch heute noch ganz ähnlich. Die Richtungen aber, die vom Hauptwege abgezweigt sind, waren von Morel selbst schon gewiesen worden. In seiner Lehre waren, wie wir heute wissen, zwei Probleme vereinigt, die nicht notwendig zusammengehören. Erbliche Geisteskrankheiten brauchen keine fortschreitende Entartung herbeizuführen, und eine zunehmende Verschlechterung der Art ist ohne Erblichkeit denkbar. Von Morels eigenen Beispielen der Entartung hat ein gut Teil — der Kretinismus und die Paralyse seien als Beispiele genannt — mit hereditären Einflüssen gar nichts zu tun, und zwar selbst dann nicht, wenn man die Beziehungen zwischen dem Alkoholismus der Eltern und der Minderwertigkeit der Kinder noch (wie Morel) als erbliche bezeichnet.

So haben denn später die einen dieses, die anderen jenes Kriterium der ursprünglichen Definition fallen lassen — kein Wunder, daß jetzt die Verständigung hüben und drüben nicht leicht ist.

In der Medizin, und speziell in der Psychiatrie, ist zunächst der Degenerationsprozeß, der Entartungsvorgang, mehr und mehr in den Hintergrund gestellt und dafür das Moment der Erblichkeit besonders stark betont worden. Höchstens wurde noch die fortschreitende Verschlechterung als selbstverständlich vorausgesetzt, aber zuweilen verschwand dieser Gesichtspunkt auch ganz. Dafür tritt der Begriff der erblichen Übertragung um so schärfer hervor, und schließlich sind pathologische Vererbung und Entartung identische Begriffe.

Im Gegensatz dazu hat die Nationalökonomie, ihren Aufgaben entsprechend, nur das Niveau im Auge behalten, auf dem sich eine Gesellschaft hält, und nur das (Steigen oder) Fallen berücksichtigt; die Frage, ob erbliche Einflüsse an der Verminderung der Volkskraft die Schuld tragen, besaß für sie von jeher nur sekundäres Interesse. Erst seit auch die Medizin nach und nach soziale Probleme angreift, nähert sie sich diesem Standpunkt, und das Ergebnis ist das, daß sich in der modernsten medizinischen Literatur beide Richtungen durchkreuzen.

Es wird sich nicht vermeiden lassen, die leitenden Gesichtspunkte, die für jede dieser Richtungen maßgebend sind, kurz darzustellen. Mit den Autoren, die auf die erbliche Übertragung der Degeneration den Hauptwert legen, mag begonnen werden. Auch sie zerfallen noch in zwei Gruppen. Beide stehen sich nahe, und keine schließt die andere aus; nur der Standpunkt, von dem aus sie die Dinge betrachten, ist nicht ganz identisch; die eine blickt zurück, die andere sieht vorwärts.

So stellen Moebius und Kraepelin die mögliche Schädigung der Nachkommenschaft, Sommer und Ziehen die Abhängigkeit von den Vorfahren in den Vordergrund. Daß sehr oft beide Beziehungen gegeben sind, übersehen natürlich beide Teile nicht, nur erscheint dem einen diese, dem anderen jene als die wichtigere.

Moebius sagt, die Entartung besteht in ungünstigen Abweichungen vom Typus, die die Nachkommenschaft schädigen können, und Kraepelin spricht ganz ähnlich von vererbbaren Eigenschaften (der gleichen Art). Dagegen ließe sich anführen, daß vielleicht gerade die Unfruchtbarkeit oft als besonders schweres Entartungssymptom gelten sollte. Die „Ausrottung der Besten" fiele nicht unter den von Moebius definierten Begriff, und auch die Endglieder der bekannten Degenerationsskala[1]) von Morel würden

[1]) Vgl. Anmerkung auf S. 34.

sich ihm oft nur mit Zwang unterordnen lassen. Insofern verdienten wohl die Vorschläge von Ziehen und Sommer den Vorzug.

Ziehen versteht unter Degeneration eine „Abweichung infolge schwerer erblicher Belastung" und Sommer „eine durch die Komponenten der Degeneration implizite bedingte, bis ins Pathologische gehende Abweichung vom normalen Zustand des Genus". Aber hier ist wieder die weitere Übertragbarkeit auf das nächste Geschlecht nicht notwendig, und was praktisch wichtig ist: Die Möglichkeit einer im Einzelleben erworbenen Entartung wird nicht berücksichtigt.

Darüber gleich ein Wort. Eine solche erworbene Entartung wird behauptet, also darf sie nicht durch die Definition von vorneherein ausgeschlossen werden. Zudem liegen hier doch auch unbestrittene Tatsachen vor. Es steht fest, daß die Kinder trunksüchtiger oder syphilitischer Eltern oft krank oder doch schwach sind. Nennt man die Eltern entartet, so haben sie also ihre Degeneration auf die Nachkommen übertragen. Mit Vererbung im strengen, biologischen Sinne hat aber diese Übertragung gar nichts gemein, und wenn wir jede derartig entstandene, nicht im eigentlichen Sinne hereditäre Störung aus der Behandlung des Themas ausscheiden wollten, dann würde vieles fortfallen, was unzweifelhaft dazu gehört.

Deshalb haben ja auch Sommer und Moebius bei der Fassung ihrer Definitionen das Wort „erblich" ausdrücklich vermieden. Nur nennt Sommer den trinkenden Vater nicht entartet, und nach Moebius wieder dürfen die Kinder erst dann dafür gelten, wenn die Schädigung ihrer eigenen Deszendenz feststeht.

Das ist der Unterschied zwischen beiden Definitionen. Er ist nicht groß, und hier wäre eine Verständigung leicht. Die Schwäche beider Auffassungen liegt in dem, was ihnen gemein ist. Sie überdehnen den Begriff der Entartung und lassen ihn so gut wie ganz in dem der Heredität aufgehen. Von dem Fortschreiten der Degeneration von Geschlecht zu Geschlecht ist gar keine Rede mehr, und ein dégénéré supérieur von hervorragender Begabung illustriert nach dieser Auffassung das Wesen der Entartung auch dann, wenn sein Vater ein Säufer und seine Mutter geisteskrank war. Und doch könnte man in solchem Falle ebenso wohl und besser von Regeneration sprechen.

A. Grotjahn, Schallmayer u. a. haben mit Recht wiederholt betont: Entartung läßt sich immer nur als Vorgang auffassen und kann nur an einer Folge von mehreren Generationen erkannt werden. Ob und wie eine Übertragung erfolgt, ein degeneriertes Geschlecht muß schlechter sein, als das vorhergehende war, und es ist nur dann bedenklich für die Art, wenn auch seine eigene Nachkommenschaft gefährdet ist. Also im Grunde ist beides nötig: das Erben und das Vererben[1]). Von den genannten Definitionen[2]) bringt das keine zum Ausdruck.

Der Erfolg ist bekannt; es gibt heute keine endogene Geistes- und Nervenkrankheit und überhaupt kein nervöses Symptom, das nicht gelegentlich zur Entartung gerechnet würde, und da die erbliche Entstehung dieser Störungen — ob mit Recht oder Unrecht — ein für alle Mal vorausgesetzt wird, so ist der Begriff der Entartung innerhalb der Psychiatrie heute beinahe identisch mit dem der psychopathischen Konstitution.

---

[1]) Erben und Vererben, hier natürlich nicht im biologischen Sinne gebraucht.

[2]) Dagegen die von Schallmayer, vgl. unten.

Man kann befürchten, daß der Degenerationsbegriff auf diesem Wege schließlich in Liquidation geraten muß. Er wird so verwaschen, daß er überflüssig wird. Aber man wird zugeben müssen, daß die Entwicklung, die zu diesem Ende geführt hat, in sich folgerichtig gewesen ist. So hat sie Hoche verfolgt. Auch dieser Autor geht aus von Morels Lehre, von der von Generation zu Generation an Schwere fortschreitenden Entartung und erwähnt dabei die im Einzelleben erworbene Degeneration. Einzig ihr Vorkommen verhindere uns, aus den Merkmalen der Entartung ohne weiteres auf das Vorliegen pathologischer Vererbung zu schließen. Wo aber die erbliche Belastung feststünde, da bildeten die Entartungssymptome den einzigen Anhaltspunkt für den Nachweis, daß die Wirkung der Erblichkeit auf den betreffenden Menschen herabreiche. „Von diesem Gesichtspunkte aus ist „Entartung" identisch mit der „Prädisposition" zu nervösen oder geistigen Erkrankungen unter erblichen Einflüssen, mit der „psychopathischen Belastung"."

Damit ist die Auffassung, die heute am meisten verbreitet ist, klar skizziert. Sie ist ganz allmählich entstanden und keineswegs ganz neu. Schon für Magnan und für Emminghaus z. B. deckten sich die Begriffe Entartung und psychopathische Veranlagung, nur ist inzwischen das Kriterium der fortschreitenden Verschlechterung immer mehr in den Hintergrund getreten. Und so gelangen wir schließlich zur Definition Naeckes[1]): „Das Charakteristische für die echte Degeneration ist neben einer mangelhaften, physiologischen und psychischen Tätigkeit irgendwelcher Art, und ferner neben einer meist verminderten Widerstandsfähigkeit gegen verschiedene Noxen, gewöhnlich auch als Anzeiger dieser allgemeinen Minderwertigkeit unter anderem das Bestehen gewisser körperlicher Zeichen, eben der sogenannten Degenerations- oder Entartungszeichen."

Damit ist der Entartete definiert, von dem Vorgang ist keine Rede mehr. Er wird als selbstverständlich und bewiesen vorausgesetzt. Aber auch wer Naecke das zugibt, wird seine Begriffsbestimmung darum noch nicht annehmen können. Sein Entartungsbegriff hätte mit dem Morels nur dann etwas zu tun, wenn wir aus der Analyse einer Persönlichkeit wirklich zu schließen vermöchten, ob das Schicksal seine Familie (in nervöser Hinsicht) bergab führen wird. Beweisen die „Entartungszeichen" das, dann hat Naecke recht. Zeigen sie aber nur die psychopathische Anlage überhaupt an, und lassen sie aufsteigende Familien von absteigenden nicht unterscheiden, dann hat es kaum Zweck, ihre Träger entartet zu nennen. Wir haben sonst nur ein Wort mehr, aber keinen neuen Begriff.

Trotzdem wird niemand bestreiten können, daß Naecke die Auffassung weiter Kreise zum Ausdruck gebracht hat. Seine Meinung wird noch klarer durch den erklärenden Zusatz, daß „Entartung an sich noch keine Krankheit ist, sondern nur einen abnormen, oder besser gesagt, krankhaften Zustand bezeichnet, der allerdings sehr leicht zu wirklicher Krankheit führt."

Deutlicher kann man die psychopathische Anlage nicht umschreiben. Psychopathische Konstitution, erbliche Belastung und Entartung

[1]) An anderer Stelle definiert der Autor: „eine von der großen Menge der Menschen sehr abweichende Reaktion auf verschiedene äußere und innere Reize, welche das Individuum und die Umgebung stören, ja sogar schädigen können".

— das sind drei Worte für denselben Begriff, und es braucht nicht gesagt zu werden, daß sich die Zahl der Worte noch sehr stark vermehren ließe. Jedermann weiß, warum diese Bezeichnungen so üppig wuchern; man möchte das breite Übergangsgebiet zwischen geistiger Gesundheit und Krankheit abgrenzen und sucht nach Worten, die diese Arbeit erleichtern sollen. Daß man dabei schließlich auch die Etikette „Entartung" gewählt hat, war ganz gewiß nicht glücklich und hat sehr eigentümliche Erfolge gezeitigt: Wer infolge erblicher Belastung nervös ist oder auffallende Ungleichheiten in seiner geistigen Veranlagung aufweist, der gilt als entartet, nicht aber der, der an einer ausgesprochenen Psychose leidet. So bezeichnet das Wort entweder den geringeren Grad einer ererbten geistigen Störung, oder aber — was immerhin noch annehmbarer wäre — es hebt die krankhafte Anlage im Gegensatz zur Krankheit hervor. Eine dritte Variante dieser Auffassung endlich sucht eine bestimmte Abweichung vom normalen Typus zum Merkmal der Entartung zu stempeln und weist auf die oft betonte Disharmonie in der Organisation belasteter Persönlichkeiten hin. So meint Higier: „Degeneration ist eine bei der Kopulation entstehende Korrelationsstörung somatischer oder psychischer Natur". Aber ist nicht jede abnorme Anlage mit irgendwelchen normalen Zügen gepaart? Also wieder würde jegliche ererbte Anomalie eine Korrelationsstörung bedeuten, und die Begriffe Heredität, pathologische Konstitution und Degeneration würden in der Pathologie wieder zusammenfallen.

Insofern wäre es ja vielleicht gut, wenn das Wort „Entartung" auf diese Weise unterginge. Daß es bei dieser Verwendung jeden speziellen Inhalt verlieren, zur Phrase werden muß, wie Rieger meint, ist klar. Aber gibt es in der Psychiatrie wirklich nichts, was den Namen verdient, nichts, was man eben nur Entartung nennen kann? Man hat ja oft genug vor dem „heillosen Mißbrauch" (Ziehen) gewarnt, der mit diesem Namen getrieben wird. Wenn Wort und Begriff trotzdem nicht verschwinden wollen, so muß doch wohl irgend ein Bedürfnis für sie vorliegen.

Das Bedürfnis ist klar auf sozialem und auf anthropologischem Gebiete. Existiert es für die Psychiatrie nicht? Die Antwort werden die Tatsachen geben müssen. Wann spricht man von Degeneration? Wenn die körperliche Tüchtigkeit oder wenn die Kulturleistungen eines Volkes sinken, wenn Verbrechen, Kinderlosigkeit und Selbstmord zunehmen, wenn Syphilis und Alkohol um sich greifen.

Aus den Beispielen folgt zunächst eines. Nicht bei jedem Entartungsprozeß ist eine direkte Übertragung von den Eltern auf die Kinder notwendig. Eine Nation kann von Generation zu Generation schwächer und kränker werden, ohne daß erbliche Einflüsse dabei überhaupt eine Rolle zu spielen brauchen. Nehmen wir an, der Alkohol schädigte die Keime nicht; eine stufenweise „Degeneration" eines Volkes wäre trotzdem möglich, wenn nur die Produktion des Giftes immer billiger und der Verbrauch dadurch ständig größer würde. Die Soziologie wird da mit Recht von Entartung sprechen. Und die Anthropologie kennt ganz analoge Fälle. Es ist zum mindesten denkbar, was als Tatsache oft behauptet ist: Daß ein Volk minderwertig wird durch den mörderischen Kampf unter seinen geistigen Führern, durch Proskriptionen und Hinrichtungen der Parteiführer oder aber durch Auswanderung der Tüchtigen usf. Das hat wohl schon mit Vererbung überhaupt, aber zunächst nichts mit der Vererbung ungünstiger Abweichungen zu tun, und doch folgt aus solchen Ereignissen „Entartung“; das Niveau des Ganzen muß sinken, noch ehe die nächste Generation überhaupt heranreift.

Deshalb besitzt das Entartungsproblem für manche gar keine direkte Beziehung zur Hereditätslehre mehr. Nur wer an die grundsätzliche Vererbung erworbener Eigenschaften glaubt, wird in allen Fällen, die oben herangezogen wurden, auch erbliche Einflüsse unter den Ursachen der Entartung wiedererkennen wollen. Aber es wäre grundfalsch, die Degenerationsfrage davon überhaupt abhängig zu machen. Und darum wird auch die Medizin beide Probleme — zunächst wenigstens — gesondert behandeln müssen.

Wissenschaftliche Entwicklungen lassen sich nicht zurückschrauben. Wenn die Geisteskrankheiten in unseren Tagen nachweislich zunähmen, oder wenn die körperliche Tüchtigkeit unseres Volkes wirklich nachließe, so würde man das Entartung nennen, auch wenn erbliche Einflüsse dabei sicher nicht im Spiele wären. Und genau so wird man trotz aller Definitionen ein Naturvolk beurteilen, dem die Zivilisation Lues und Paralyse, Alkohol und Delirium gebracht hat, und das nun zugrunde geht. Das Bedürfnis für ein Wort, um den Vorgang zu bezeichnen, liegt klar zutage, und das Wort, dessen natürlicher Sinn eben diesem Vorgang entspricht, heißt Entartung. Der Vorgang selbst aber besteht einfach in **einer von Generation zu Generation zunehmenden Verschlechterung der Art.**

Allerdings: Man wird dann zwischen diesem allgemeinen und einem spezielleren Entartungsproblem unterscheiden müssen. „Unter Entartung verstehen wir eine zu verschlechterter Funktionstüchtigkeit eines oder mehrerer Organe und zu geringerem Angepaßtsein an die Existenzbedingungen führende Änderung in den Erbqualitäten bei den Generationsfolgen“, schreibt Schallmayer in seiner bekannten Preisschrift. Auch diese Definition stellt in scharfer Fassung ein ungemein wichtiges Problem, das in den verschiedensten Formen Anthropologen und Ärzte immer beschäftigen wird. Aber für unsere Auffassung ist dieses Problem, so umfassend es ist, zur Unterfrage geworden. Um ein Beispiel zu geben: Die von Morel der Psychiatrie gestellte Aufgabe behält ihr besonderes Interesse, bis sie gelöst ist. Wir müssen zu erfahren suchen, ob die angeborene, ererbte nervöse Widerstandsfähigkeit von Generation zu Generation abnimmt, und ob die Gestaltung und der Verlauf der Geisteskrankheiten dadurch beeinflußt werden. Aber die Psychosen könnten auch aus äußeren Gründen häufiger und schwerer werden. Gerade an diesem Beispiel läßt sich zeigen, wie innig alle diese Probleme zusammenhängen. Je mehr exogene Ursachen der Degeneration wir kennen lernen, um so dringender wird die Sorge, ob sie auch noch zu endogenen werden können, ob sich erworbene Eigenschaften vererben.

So haben wir denn zwei Aufgaben, zwei Probleme vor uns: Das allgemeine: ob eine nervöse Entartung, eine von Generation zu Generation fortschreitende Verschlechterung der nervösen Gesundheit überhaupt nachweisbar ist; und das spezielle: ob eine solche fortschreitende nervöse Entartung auch aus **erblicher** Ursache, so wie es Morel glaubte, vorkommt.

Werden erworbene Qualitäten im Prinzip immer vererbt, dann allerdings gibt es keine Degeneration, die nicht unter Umständen übertragen werden könnte, und jede Verschlechterung der nervösen Gesundheit eines Menschen vermöchte seine Nachkommenschaft zu schädigen. Es ist überflüssig, zu sagen, wie enorm dadurch jede überhaupt denkbare Entartungsgefahr wachsen würde, und auch das ist klar, daß wir dann sehr mächtige regenerierende Kräfte annehmen und suchen müßten, durch die der Verfall bisher so oft aufgehalten worden wäre.

Am Schlusse dieses Abschnittes mögen die Ergebnisse der hier angestellten Überlegungen noch einmal in wenigen Sätzen zusammengefaßt werden:

I. Entartung bedeutet die von Generation zu Generation zunehmende Verschlechterung der Art.

II. Diese Verschlechterung äußert sich in unzweckmäßigen Abweichungen vom Typus.

III. Entartung im medizinischen (psychiatrischen) Sinne besteht in der von Generation zu Generation zunehmenden Verschlechterung des (nervösen) Gesundheitszustandes.

IV. Das Zustandekommen der Entartung, und zwar auch der im medizinischen Sinne verstandenen Entartung, kann der Theorie nach gedacht werden:

a) nur durch die Wirkung äußerer Faktoren,

b) nur durch die Übertragung ungünstiger, bzw. krankhafter Eigenschaften von einer Generation auf die andere und

c) durch das Zusammentreffen beider Ursachen.

V. Sowohl die äußeren wie die inneren Ursachen (oder die Summe beider) müssen sich in ihrer Wirkung von Geschlecht zu Geschlecht verstärken, wenn Entartung eintreten soll. Deshalb kann auch von erblicher Entartung nur gesprochen werden, wenn jede folgende Generation kränker oder schwächer ist, als die vorhergehende; ist das nicht der Fall, so handelt es sich um einen einfachen Fall von Erblichkeit überhaupt. Auch die Regeneration wird durch Erblichkeitsgesetze bestimmt, und schon deshalb können die Begriffe Erblichkeit, pathologische Anlage und Entartung in der Medizin nicht identifiziert werden.

VI. Ob eine theoretisch denkbare Degeneration ohne Mitwirkung erblicher Einflüsse vorkommt, kann erst entschieden werden, nachdem die Frage nach der Vererbung erworbener Eigenschaften beantwortet ist.

III. Normale Vererbung und Entartung.

In den beiden folgenden Kapiteln soll versucht werden, die Tatsachen zunächst der normalen Vererbung, sodann die der Übertragung von Krankheiten von einer Generation auf die andere möglichst rein, losgelöst von allen theoretischen Spekulationen, unter dem Gesichtswinkel unserer speziellen Fragestellung darzustellen. Die wichtigsten, durch unser Thema gestellten Fragen lauten: Ist Entartung in dem eben definierten Sinne unter bestimmten Umständen als Wirkung bekannter Vererbungsgesetze denkbar; und ferner: kann sich eine irgendwie sonst entstandene Degeneration auf Grund von diesen oder von irgendwelchen anderen Gesetzen ausbreiten und verstärken?

Das Wort Erblichkeit bezeichnet „die Eigentümlichkeit aller Organismen, ihr eigenes Wesen auf die Nachkommenschaft zu übertragen.“ (Weismann.) Was bei den Lebewesen, die sich durch Teilung vermehren, selbstverständlich erscheint, die Arterhaltung, die Gleichheit der einander folgenden Generationen, bedeutet bei höheren Pflanzen und Tieren eines der größten Rätsel der Biologie. Nicht einmal die Tatsachen kennen wir genau, geschweige denn ihre Ursachen

Einiges steht immerhin fest. Daß Kinder oft ihren Eltern gleichen, sieht jeder. Aber oft genug ist die Ähnlichkeit mit den Großeltern oder mit einem der älteren Verwandten sonst größer als die mit dem Vater oder der Mutter. Ja manchmal scheint ein Ahne in einem Urenkel geradezu wieder aufzuleben. Häufiger jedoch sind Mischungen. Manche Züge der Erzeuger bilden bei ihren Abkömmlingen intermediäre Merkmale — die Farbe des Mulatten hält die Mitte zwischen der des Weißen und der des Negers — und andere wieder bleiben an sich rein und unverändert, aber sie treten in irgend einer neuen Gruppierung — die Augen vom Vater, das Haar von der Mutter — zusammen. Aber auch darin greift die Vererbung gelegentlich viel weiter zurück. Eigentümlichkeiten, die die Eltern nicht hatten, werden von den verschiedensten Ahnen entlehnt und in einer noch nie vorhandenen Kombination vereinigt. Solche Menschen sind dann niemanden ähnlich und doch haben sie alles ererbt. Deshalb sind Geschwister so oft verschieden. Diese Unähnlichkeit spricht nicht gegen die Herrschaft der Vererbungsgesetze, sie beweist nur den unendlichen Reichtum der Formen, die diese Gesetze als Möglichkeiten in sich schließen.

Zwei solche Gesetze lassen sich — vollkommen unabhängig von jeder Theorie — aus diesen unbestrittenen Tatsachen ohne weiteres ableiten. Einmal kann das anatomische Substrat der Vererbung, bei allen höher organisierten Wesen wenigstens, nichts Homogenes, nichts Einheitliches sein. Sonst wäre nur entweder die vollkommene Gleichheit des Kindes mit dem Vater oder der Mutter, oder aber die wirkliche Mischung, ein nach allen Richtungen intermediäres Produkt, denkbar. Die Erscheinung des Atavismus, wie überhaupt jede Form von latenter Vererbung, und ebenso alle neuen Kombinationen (außer der der mittleren Linien) blieben unerklärt. Die Erbmasse, die Keimzellen oder das Keimplasma müssen also differenziert sein, müssen zahlreiche Bausteine enthalten, die benutzt werden können, aber nicht in jedem Falle insgesamt verwandt zu werden brauchen. Unter dieser Voraussetzung ist die Verschiedenheit der Geschwister und ist jede andere der erwähnten Varianten ohne irgend eine weitere Hypothese verständlich. Aber zugleich folgt aus dieser Überlegung mit Notwendigkeit, daß wir mit der Feststellung allgemeiner Ähnlichkeiten in das Wesen der Vererbung nicht einzudringen vermögen, sondern die einzelnen Merkmale isoliert verfolgen müssen [1]).

Das wäre das eine. Außerdem aber sehen wir, daß die Keimzellen Möglichkeiten enthalten, die bei der Bildung ihres oder ihrer Besitzer selbst nicht verwirklicht worden waren. Aus ihnen entfalten sich Anlagen, die von den Ahnen zwar auf die Enkel, nicht aber auf deren Eltern vererbt wurden. Diese Anlagen müssen also in den Eltern geschlummert haben, oder wie man zu sagen pflegt: latent vorhanden gewesen sein. Das ist nur denkbar, wenn das Keimplasma vom Körper der Eltern in einem gewissen Grade unabhängig ist. Ob diese Unabhängigkeit so weit geht, wie Weismanns Lehre von der **Kontinuität des Keimplasmas** es annimmt, ist eine weitere Frage — ebenso wie die, ob die letzten Elemente der Keimzellen die Chromosomen sind. Aber die Tatsache dieser Unabhängigkeit, irgend einer Form von Kontinuität also, die kann nicht bestritten werden, und sie wird wohl auch nirgends bestritten. Daß diese Annahme durch Beobachtungen Boveris beim Pferdespulwurm auch anatomisch fundiert und anschaulich gemacht worden ist, ist gewiß wertvoll; ihre grundsätzliche Notwendigkeit jedoch stand vor diesem Beweise schon fest.

Gibt es nur diese beiden Gesetze? Unmöglich, denn sie erklären keineswegs alles, was wir beobachten. Warum siegen hier die Eigenschaften des einen Ahnen, dort die des anderen, und warum tauchen nach Generationen plötzlich wieder Anlagen auf, die schon längst verloren gegangen zu sein schienen? Warum hier eine wirkliche Mischung, dort nur eine neue Gruppierung? Und vor allem, unter welchen Bedingungen und wie oft das eine und das andere? Aber das sind Unterfragen, die gewissermaßen nur die Ausführungsbestimmungen betreffen; gibt es nicht vielleicht noch ganz andere Gesetze, die die ersten durchkreuzen und gelegentlich aufheben?

---

[1]) Hier seien genannt die Beobachtungen von Karplus über das familiäre Auftreten bestimmter Windungstypen des menschlichen Gehirns, die statistischen Feststellungen von Pearson und Weinberg über die Vererbung der gesundheitlichen Konstitutionen und der durchschnittlichen Lebensdauer und ganz besonders endlich die Untersuchungen Galtons über die Erblichkeit der Intelligenz und über die familiäre Häufung bestimmter Talente. Besonders bekannt geworden ist in dieser Beziehung z. B. die Vererbung der musikalischen Begabung in der Familie Bach und des mathematischen Talents bei den Bernouillis.

Diese letzte und wichtigste Frage mag uns später beschäftigen. Jetzt sollen die allgemeinen Regeln, die oben genannt wurden, und die im groben beinahe jeder kennt, näher ausgeführt werden. Die experimentelle Vererbungslehre hat sie seit langem genau zu erforschen gesucht und viele Einzelheiten schon aufgedeckt. Wir wollen diese Details wieder unter dem Gesichtswinkel der Frage betrachten, ob sie einen Fortschritt und einen Rückschritt der Gesamtheit als denkbar erscheinen lassen. Daß gelegentlich beides vorkommt, eine Vorwärts- und eine Rückwärtsentwicklung, das steht fest; wird ihr Vorkommen also durch die Kontinuität und durch die Differenzierung des Keimplasmas erklärt, so brauchten wir andere Gesetze ihretwegen nicht vorauszusetzen.

Die experimentelle Forschung und die Beobachtung beim Menschen haben zunächst eines widerlegt, was aus dem bisher Gesagten theoretisch abgeleitet werden könnte und tatsächlich wiederholt abgeleitet worden ist. Francis Galton hat vor Jahren ein Gesetz aufgestellt, nach dem die beiden Eltern zusammen die Hälfte ($1/2 = 0{,}5$) der gesamten Erbmasse, die vier Großeltern $1/4 = (0{,}5)^2$, die acht Urgroßeltern $1/8 = (0{,}5)^3$ liefern sollten usf. Das Gesamterbe 1 wäre also gleich $0{,}5 + (0{,}5)^2 + (0{,}5)^3 + \ldots . (0{,}5)^n$. Danach würde jeder Ahne einen in Zahlen genau bestimmbaren Einfluß auf die Gestaltung der Nachkommenschaft haben, und dieser Einfluß würde nach rückwärts progredient abnehmen. Eine ganz ähnliche Anschauung findet sich auch bei Ottokar Lorenz, nach dessen Meinung die vier Großeltern bei der Vererbung immer mit gleichen Anteilen beteiligt sein sollen. Selbstverständlich könnte sich diese Gesetzmäßigkeit nur in ganz großen Verhältnissen herausstellen und an sehr hohen Zahlen erkannt werden. Der Anteil jedes Ahnen dürfte immer nur als ein potentieller aufgefaßt werden, und die von Galton berechneten Zahlen würden nur die Wahrscheinlichkeit ausdrücken, die für eine solche Vererbungsmasse bestünde, sich durchzusetzen. Aber wenn es sich wirklich um ein Gesetz handelte, dann würden die Eigenschaften der Ahnen wenigstens beim Vorhandensein vieler Kinder annähernd in der durch Galtons Zahlen ausgedrückten Verteilung wieder auftreten müssen. Das ist nicht der Fall. H. E. Ziegler, R. Sommer und Stromayer haben, teils vom biologischen, teils vom klinischen Standpunkte, diese Lehre zurückgewiesen. Galtons Regel gilt, Galton selbst hat sie für die Haarfarbe einer bestimmten Hunderasse z. B. bestätigt gefunden, und in der Deszendenz von Mulatten beobachtet man ja vielfach ähnliches; aber sie gilt nicht immer, sie muß nicht gelten. Oft genug erinnert — auch in einer ausgebreiteten Deszendenz — an einen Ahnen gar nichts mehr, an einen anderen, der nicht weiter entfernt ist, sehr vieles. Allerdings, daß nicht noch Vererbungsstoffe, Vererbungsmöglichkeiten auch von dem ersten existieren, das kann nicht behauptet werden, und manche Erfahrungen über Atavismus sprechen sogar entschieden für diese Vermutung. Aber auch diese Erfahrungen widerlegen die Allgemeingültigkeit der Galtonschen Regel, widerlegen die weit verbreitete Meinung von der gleichmäßig zunehmenden Verdünnung des ererbten „Blutes“.

von Guaita sah aus der Vereinigung von weißen Mäusen mit gescheckten Tanzmäusen gewöhnliche graue Mäuse hervorgehen. Elemente, die für die Entstehung dieser Stammform notwendig sind, müssen also in den Keimen der beiden seltenen Spielarten vorhanden gewesen sein. Trotzdem vermochten weder die Keime der gescheckten noch die der weißen Tiere, unter sich vereint, die ursprüngliche Art hervorzubringen; erst die Mischung beider Abarten ergab den Rückschlag zur gemeinsamen Ursprungsform. Die Tierzüchter besitzen ganz ähnliche Erfahrungen, und auch die Anthropologie führt manche Erscheinungen auf den gleichen Vorgang zurück. Es ist klar, daß auf diese Weise Fortschritte ebenso wohl wie pathologische Bildungen, Entartungen, beseitigt werden können. Dadurch werden diese Tatsachen für uns wichtig. Für die Theorie beweisen sie das, was wir ohnedies wissen, daß es eine latente Vererbung gibt; außerdem aber, daß Anlagen, die viele Generationen hindurch in beiden Ahnenreihen latent geblieben waren, eventuell manifest werden müssen, eben wenn sie in den Keimen beider Erzeuger geschlummert hatten. Für die berühmte Habsburger Lippe z. B. ist das nachgewiesen worden, und schon hier sei bemerkt, daß auf pathologischem Gebiete ganz analoge Vorgänge beobachtet werden.

Weniger klar als diese sind die Beziehungen, die die **Mendelschen Vererbungsregeln** zur Pathologie haben. Aber diese Regeln spielen in der Biologie offenbar eine so große Rolle, daß ihre Bedeutung auch für die pathologische Vererbung doch wenigstens geprüft werden muß. Deshalb mögen die Grundtatsachen der von dem Augustinerpater Gregor Mendel vor mehr als 40 Jahren aufgestellten, in unseren Tagen von de Vries, Correns und Tschermack wieder entdeckten Lehre hier kurz erwähnt sein.

Werden eine rot- und eine weißblühende Spezies einer Pflanzenart miteinander gepaart, so ist das Ergebnis oft ein intermediäres: der Bastard blüht rosa. Aber pflanzen sich jetzt die Bastarde unter sich fort, so bleibt es nicht dabei; ihre Abkömmlinge zerfallen in drei Gruppen, von denen eine rot, eine weiß und die dritte rosa blüht. Das ist an sich nichts Neues und beweist wieder nur die latente Vererbung. Aber neu ist das gesetzmäßige Zahlenverhältnis, das dieses Resultat — in der dritten Generation — kennzeichnet. Auf je eine rot- und weißblühende Pflanze kommen regelmäßig zwei, deren Blüten rosa gefärbt sind. Nicht mit mathematischer Genauigkeit natürlich, aber doch fast: 23 : 51 : 26 oder 28 : 49 : 23, das sind praktisch vorkommende Zahlen.

Wie ist das möglich? Nur dadurch, daß jeder Bastard die Keime der beiden ursprünglichen Arten enthält. Nennen wir diese Keime r und w, so treten also bei der Erzeugung der dritten Generation r-Keime und w-Keime zusammen, und die denkbaren Kombinationen sind r + r, w + w, r + w. Aber die letzte Möglichkeit ist nach der einfachsten Wahrscheinlichkeitsregel doppelt gegeben, und deshalb kommen auf je ein r + r und w + w zwei r + w, oder auf je ein rotes bzw. weißes entfallen zwei rosa blühende Exemplare. Daß es sich um eine einfache Anwendung der Wahrscheinlichkeitsgesetze handelt, davon kann man sich leicht überzeugen, wenn man die Natur nachahmt und die Resultate herauswürfelt (H. E. Ziegler). Auch dabei kommen diese „Gesetze" erst nach vielen Würfen zum Vorschein; zunächst sieht alles wie Zufall aus, und erst wenn große Zahlen gewonnen sind, ordnen sie sich nach ganz bestimmten Regeln.

Schon Mendel selbst hat übrigens eine sehr einfache Probe angestellt, um die Richtigkeit seiner Erklärung zu prüfen. Er paarte den Bastard mit der Mutterpflanze. Der Bastard soll — nach der Theorie — r- und w-Keime enthalten, die Mutterpflanze nur r-Keime. Das Ergebnis mußte also sein rr und rw, und zwar zu gleichen Teilen; oder: Die eine Hälfte der gewonnenen Pflanzen mußte rot, die andere rosa blühen. In der Tat trifft das in überraschender Weise zu.

Aber Mendels Regeln werden äußerlich, im Erfolg nicht selten durch eine andere eigentümliche Erscheinung modifiziert: Durch die der Dominanz. Wenn die rote Farbe über die weiße dominiert, so ist das Ergebnis nicht rosa, sondern wieder rot. In der Praxis ändert es nichts an diesem Ergebnis, daß die Kolorimetrie dann zuweilen doch einen Unterschied zwischen dem Ausgangs- und dem Bastardrot ergibt; dem Auge erscheinen beide gleich. Wie werden sich die oben abgeleiteten Zahlen in solchen Fällen gestalten? Die erste Generation besaß hier rote, dort weiße Blüten, das (zweite) Bastardgeschlecht liefert wieder nur rote (statt rosa), und das dritte endlich [1(r + r) 1(w + w), 2(r + w)] muß 75 Prozent rote und 25 Prozent weiße enthalten.

Was für Farben gilt, gilt natürlich für alle möglichen anderen Merkmale auch, und nur die Zahl der Kombinationen ist variabel. Sie wächst — und das ist ein nicht nur für die Mendelsche Lehre wichtiges Gesetz — dann, wenn sich verschiedene Merkmale unabhängig voneinander vererben. Nehmen wir an, die rotblühende Spezies sei zugleich größer als die weißblühende, so dürfen wir in ihr die Erbeinheiten r und g (groß), in der anderen Abart die „Gameten" w und kl (klein) voraussetzen. In der (zweiten) Bastardgeneration aber, die mittelgroß sein muß und rosa blüht, werden vier Arten Keime enthalten sein, deren Eigenschaften sich in den Formeln rg, rkl, wg, wkl ausdrücken lassen. Vereinigt man die Keime zweier solcher Bastarde (oder läßt sie sich selbst befruchten) so werden 16 Kombinationen zustande kommen und 9 davon [1]) werden untereinander verschieden sein.

Aber wie alle Regeln Mendels Ausnahmen erleiden, so ist auch diese unabhängige Vererbung der einzelnen Merkmale nicht immer vorhanden. Zuweilen ist gerade das Gegenteil nachweisbar: Zwei Eigenschaften sind bei der Vererbung verkoppelt, sie stehen in positiver oder negativer Korrelation zueinander. Im Beispiele würde dann eine rote Blüte immer nur bei einer großen Pflanze vorkommen können. In diesem Falle würde dann das, was das Mendelsche Gesetz für die Züchtung von Pflanzen und Tieren sonst so sehr wichtig macht, die Möglichkeit, verschiedene Merkmale zu isolieren und neu zu kombinieren, nicht gegeben sein. Man kennt längst solche Eigenschaften, die gruppenweise zusammengehören; es sei nur an die primären und die sekundären Geschlechtsmerkmale erinnert und auf pathologischem Gebiete an die erblichen Krankheiten, die wie die der Bluter, ebenfalls an ein Geschlecht gebunden zu sein scheinen. Aber diese Korrelationen ändern nichts an der durch Mendel erwiesenen Grundtatsache, daß die meisten Einzelanlagen voneinander unabhängig sind. Und somit müssen wir uns „die Besonderheit einer Sippe als ein **Konglomerat** von einzelnen Merkmalen vorstellen, deren jedem eine **selbständige materielle** Anlage zugrunde liegt" (v. Gruber).

Allerdings darf man Anlage und Merkmale nicht miteinander identifizieren. Oft ist eine mühevolle Analyse, sind lange fortgesetzte Züchtungs-

---

[1]) 1 g r, 2 mg r, 1 kl r; 1 g w, 2 mg w, 1 kl w; 2 g rosa, 4 mg rosa, 2 kl rosa. (mg = mittelgroß).

versuche erforderlich, um das „Mendeln" der Erbeinheiten festzustellen; denn ein und dieselbe Erbeinheit versteckt sich häufig hinter den allerverschiedensten sichtbaren Merkmalen. „Mit anderen Worten, die äußeren sichtbaren Eigenschaften einer Pflanze oder eines Tieres und die durch Bastardierungsanalyse erkennbar gewordenen Erbeinheiten sind durchaus verschiedene Dinge. Zwischen beiden bestehen nur ungefähr dieselben Beziehungen, wie sie etwa zwischen dem molekularen Aufbau einer bestimmten chemischen Verbindung einerseits und den äußeren Eigenschaften dieser Verbindung — Farbe, Geruch usw. andererseits bestehen" (E. Baur). Dazu kommt, daß die Anlage, das Vorhandensein der Erbeinheit also, allein unter Umständen nicht genügt, um das ihr entsprechende äußere Merkmal entstehen zu lassen. „Für eine Spezies ist charakteristisch und wird vererbt jeweils nur eine dieser betreffenden Spezies eigentümliche Art, auf die Außenbedingungen mit der Ausbildung bestimmter äußerer Eigenschaften zu reagieren" (E. Baur). Fehlen die äußeren Umstände — der Temperatur, der Nahrung usf. — so bleibt die Anlage verborgen, latent.

Diese zuletzt erwähnten Tatsachen sind für die Verhältnisse beim Menschen ganz außerordentlich wichtig. Das, was an den Mendelschen Regeln zunächst am meisten in die Augen fällt, die zahlenmäßige Verteilung der Merkmale auf die Nachkommenschaft, wird für die menschliche Physiologie und Pathologie kaum je eine allzu große Rolle spielen. Dazu sind große Zahlen erforderlich, viel mehr Kinder, als selbst ausnahmsweise in menschlichen Familien geboren werden. Immerhin ist die Geltung dieser Regeln beim Menschen für manche Fälle doch wahrscheinlich gemacht worden. So ist durch Townsend die Hautbeschaffenheit einer gemischten Bevölkerung auf der Insel Pitcaern, durch Davenport ganz allgemein die Färbung der Augen, durch Weinberg die Anlage zu Mehrlingsgeburten und durch Mendel selbst endlich sowie durch Bateson, Castle u. a. sogar die Geschlechtsbestimmung mit den Mendelschen Gesetzen in Beziehung gebracht worden. Auf pathologischem Gebiete haben Farabee ein Mendeln des Albinismus, Bateson ein solches der Brachydaktylie, des präsenilen grauen Staares, des Diabetes, der Nachtblindheit und der Bluterkrankheit und schließlich E. Fischer die analoge Vererbung einer bestimmten Haaranomalie nachzuweisen versucht. Vielleicht gelten die Regeln — theoretisch — viel häufiger, aber gewöhnlich werden sie nicht zutage treten können, weil nur ein Bruchteil der menschlichen Keime zur Entwicklung gelangt, und weil sich Wahrscheinlichkeitsgesetze nur in ganz großen Verhältnissen bestätigen lassen.

Um so wertvoller ist wie gesagt etwas anderes, ist der Einblick in die Grundelemente des Vererbens, den uns die durch Mendel eingeleitete Forschung gewährt hat. Gerade die Psychologie und die Psychopathologie wird aus ihm besonderen Nutzen ziehen können. Die naive Auffassung, die in der Seele des Menschen ein unteilbares Ganzes sieht, wird mehr als durch alle physiologische und psychologische Erfahrung durch diese Vererbungsregeln widerlegt. „Ein Konglomerat von einzelnen Merkmalen, deren jedes für sich vererbt wird" — das gilt wohl sicher für die seelischen Eigenschaften ebenso wie für die körperlichen. Und jede dieser Anlagen kann durch Generationen latent bleiben, weil sie nie stark genug war, oder weil sie noch eines ergänzenden Teiles bedurfte; wird sie aber ergänzt oder verstärkt, so wird sie plötzlich wieder manifest.

Dadurch werden unendlich viele Kombinationen möglich. Jeder Mensch hat in der dritten Generation (vor ca. 100 Jahren) 8, in der siebenten (vor ca. 250 Jahren) 128, in der sechzehnten (vor 550 Jahren) 65 533 und in der 54. Generation (vor 1900 Jahren) 18 015 000 000 000 Ahnen (v. Gruber). Freilich wird die Zahl der dadurch möglichen Variationen nicht unerheblich durch die Tatsache verringert, daß selbst die heutige Bevölkerung der Erde nur ca. 1 600 000 000 Menschen umfaßt. Jeder von uns muß also viele Ahnen mehrfach in seiner Stammtafel besitzen. Aber die Variationsmöglichkeiten bleiben immer noch ungeheuere. Von vielen tausend Menschen hat jeder einzelne ungezählte Merkmale auf uns vererben können.

Kein Zweifel, daß auf diese Weise günstige und ungünstige Entwicklungen erklärt werden. R. Sommer hat Goethes Ahnentafel studiert und einen Zusammenhang zwischen einzelnen Qualitäten seines Genies und denen seiner Vorfahren wahrscheinlich gemacht. Ein Indiehöhezüchten ist also denkbar und der umgekehrte Vorgang wird somit nicht wohl bestritten werden können.

Aber trotzdem: so groß die Variationsbreite auch ist, die die fortwährende Mischung der Erbmassen in immer neuen Kombinationen bedingt, eine Grenze ist dieser Entwicklung gezogen. Nur wird sie nicht so sehr die Entfaltung hervorragender Fähigkeiten (oder eine besonders dürftige Begabung) beim einzelnen beschränken, als den Fortschritt oder Rückschritt des Ganzen aufhalten und hemmen. Wenn besonders viele und große Gaben eines Volkes in einem Menschen zusammentreten, so kann daraus ein Plato oder ein Goethe entstehen. Auch ihrer Entwicklung sind dabei natürliche Schranken durch die Vererbungsregeln gesetzt; aber wichtiger ist, daß die Leistungsfähigkeit der ganzen Nation, biologisch betrachtet, durch die Vorzüglichkeit des Einzelnen gar nicht geändert wird. Die Gesamtsumme der vererbten Qualitäten müßte im großen und ganzen so lange dieselbe bleiben, als nicht ganz andersartige Einflüsse, mögen sie von außen oder von innen kommen, diesen Vererbungsvorgang modifizieren.

Gibt es solche Einflüsse beim Menschen? Die Tatsache als solche ist unbestritten, denn wir kennen eine Keimvergiftung so gut wie eine Vergiftung des erwachsenen Körpers. Dieser ausgesprochen pathologische Vorgang jedoch hat mit eigentlicher Vererbung zunächst nichts zu tun, und er soll uns deshalb erst später beschäftigen. Wie aber, wenn jede Schädigung eines Individuums auf seine Nachkommen überzugehen vermag?

Schon früher wurde gesagt, daß jede mögliche Quelle der Entartung ungleich stärker fließen müßte, wenn erworbene Qualitäten vererbt werden können. Und schon damals wurde daraus gefolgert, daß hier eines der wichtigsten Probleme der ganzen Entartungslehre gelegen ist.

Kann die Vererbung neue Eigenschaften schaffen? Oder richtiger: Können neue, erworbene Eigenschaften vererbt werden?

Die Autoren, die das behaupten, nehmen zwei Möglichkeiten an, die eng zusammenhängen, aber zunächst doch einzeln betrachtet werden müssen. Denkbar ist einmal das spontane Auftreten neuer und vererbbarer Qualitäten, und denkbar ist ferner die Vererbung im Einzelleben erworbener Eigenschaften.

Wir werden später sehen, daß die fluktuierenden Variationen, die kontinuierlichen Abweichungen vom Grundtypus nach der Ansicht der meisten Autoren nicht erblich sind. Bei den Nachkommen tritt der Grundtypus immer wieder zutage. Deshalb vermag die Auslese innerhalb einer ungemischten Art nichts auszurichten. Besteht diese Auffassung zu recht, und gibt es keine anderen Vererbungsgesetze, so wäre nicht nur eine allgemeine Entwicklung im Sinne Darwins, sondern überhaupt jede Entstehung einer völlig neuen, noch nie dagewesenen Art oder Abart vollkommen unmöglich.

Nun hat Darwin (wie Weismann) bei seiner Lehre allerdings auf diese kontinuierliche Variabilität, auf die allmähliche Steigerung kleiner individueller Abänderungen den Nachdruck gelegt; aber er hat, namentlich in früheren Jahren, zugleich noch auf eine andere Quelle für die Entstehung der Arten selbst aufmerksam gemacht, die von den heutigen Vertretern seiner Lehre als die einzige, oder jedenfalls als die wichtigste angesehen wird. Sie ist in den **Mutationen** gegeben.

Single variations hat sie Darwin genannt. Das sind plötzlich auftauchende neue Eigenschaften, wie eine weiße Blüte an Stelle einer blauen oder das Fehlen von Hörnern bei Schafen z. B.; Merkmale, die erblich sind und so eine neue Art begründen. Und nach Bateson und de Vries ist das, wie gesagt, sogar die Ursache der Artbildung.

Die Züchter kennen diese Mutationen, die Sports seit langer Zeit. Für viele Pflanzen und Tierarten ist die Entstehung auf diesem Wege bewiesen, und das Geheimnis systematischer Züchtung und ihrer Erfolge liegt sehr wahrscheinlich ganz ausschließlich in der planmäßigen Benutzung solcher Variationen (Settegast, Goldschmidt).

In der Natur — einschließlich des Menschen! — werden sprunghaft aufgetretene neue Qualitäten durch die Vermischung der Abart mit der Art oft genug wieder verschwinden müssen. Schon dadurch wird auch hier die Konstanz der Arten gewahrt. Dazu kommt aber, daß Mutationen sehr selten sind. So ist nach Tower (zit. nach Goldschmidt) beispielsweise nur ein einziger Sport auf 5447 Koloradokäfer [1]) gezählt worden.

Man hat oft nach Kennzeichen gesucht, die eine grundsätzliche Unterscheidung dieser Mutationen von nicht erblichen Fluktuationen zulassen sollten; aber der einzige Gesichtspunkt, der sich dabei als brauchbar erwiesen hat, ist immer nur eben der der Erblichkeit gewesen. Daß die „Mutationen" die nichterblichen Varianten quantitativ, in der Größe der Abweichung, so oft zu übertreffen scheinen, das liegt wohl wenigstens zum Teil einfach an der vermehrten Aufmerksamkeit, die gerade auffallende Sports notwendig erregen müssen. Kleinere Abweichungen, die vererbt werden, können leichter übersehen werden. Und die Abhängigkeit von äußeren Bedingungen, Ernährung, Temperatur usf., gilt für erbliche Varianten genau so, wie für nicht erbliche [2]). Wohl aus diesem Grunde treten gerade Sports zu bestimmten Zeiten gehäuft auf, und sicher deshalb ist es gelungen, sie künstlich hervorzurufen. Das für unsere Zwecke besonders wichtige Problem, ob Mutationen ohne jede äußere

---

[1]) Nur wenn die vom Durchschnitt sehr abweichenden Ergebnisse von Maryland mitberücksichtigt werden, war das Verhältnis 1:1761.

[2]) Vgl. später S. 58.

Einwirkung möglich sind, ist ungelöst und vielleicht überhaupt nicht lösbar, und nur der Versuch, alle erblichen Abänderungen auf atavistische Rückschläge zurückzuführen, ist bisher stets mißlungen (Goldschmidt). Aber daß exogene Momente neue Eigenschaften hervorrufen können, das steht fest.

An diesem Punkte berührt sich die Lehre von den Mutationen eng mit der Frage nach der **Vererbung erworbener Eigenschaften.** Ja unter der Voraussetzung, daß es zum Auftreten neuer erblicher Varianten eines äußeren Anstoßes immer bedarf, würden beide Probleme heute überhaupt zusammenfallen. Was von der Lehre einer Vererbung erworbener Eigenschaften noch übrig geblieben ist, das betrifft im Grunde genau die gleichen Vorgänge, die das Wesen der Mutationen ausmachen.

Die Behauptung bedarf keines Beweises, daß das Problem des Lamarckismus die Degenerationsfrage besonders nahe berührt. „Das ganze Entartungsdogma der Menschheit steht und fällt mit der Annahme, daß „erworbene" pathologische Eigenschaften auf die Nachkommenschaft übertragen werden oder doch wenigstens übertragen werden können" schreibt Martius. Das bezieht sich natürlich zunächst nur auf die ererbte Entartung und wir selbst haben jede, auch die nicht erblich übertragene Verschlechterung der Art, die von Generation zu Generation fortschreitet, Entartung genannt. Diese Degeneration könnte, sagten wir, auch ohne daß hereditäre Momente mitwirkten, allein durch äußeren Einfluß zustande kommen. Aber ein unaufhaltsames Entartungsschicksal wäre unter solchen Bedingungen kaum auszudenken. Wo äußere Schädlichkeiten die Volkskraft vermindern, da ist Hilfe möglich — und nur wenn jede Verschlechterung einer Generation auf die nächste vererbt werden müßte, könnte man das oft aufgestellte Entartungsdogma, die Lehre von der unabwendbaren Degeneration, zu begründen versuchen.

Tatsächlich ist nun diese Voraussetzung, dieser „naive Lamarckismus" (Martius), zum guten Teil wohl durch Darwins Vorgang, den meisten Medizinern so geläufig, daß viele eine experimentelle Prüfung für vollkommen überflüssig angesehen haben. Selbst Virchow lehrte in einer Zeit, in der brauchbare Tatsachen überhaupt noch nicht vorlagen: „Ein lebendes Wesen, unter andere Bedingungen versetzt, ändert seine Funktionen und Gewohnheiten, und was es erwirbt, kann es vererben."

Das ist seitdem auf das Lebhafteste bestritten worden. Besonders A. Weismann und seine Schule haben die an diesem Punkte gefährdete Lehre von der Kontinuität des Keimplasmas energisch verteidigt, und viele Pathologen haben sie in diesem Kampf unterstützt. Auch auf der Seite ihrer Gegner gilt es heute neben den tatsächlichen Behauptungen eine Theorie zu vertreten; Herings Vergleich von Gedächtnis und Vererbung und die daraus entstandene Lehre Semons von der Mneme lassen sich[1]) nicht aufrecht erhalten, wenn erworbene Eigenschaften grundsätzlich nicht übertragen werden.

Das Tatsachenmaterial, das von beiden Seiten zur Entscheidung der Frage zusammengetragen worden ist, ist so angewachsen, daß wir wieder eine Auswahl treffen müssen. Nur das mag berücksichtigt werden, was den Kern

---

[1]) Trotz Semons Protest, vgl. Fortschr. d. naturw. Forschg. 1911.

des Problems berührt, und zugleich das, was die Verhältnisse beim Menschen direkt angeht. Dabei sollen die einzelnen Teile, in die die Frage allmählich zerfallen ist, gesondert besprochen werden.

An einem Punkte — und das ist in der Medizin bisher nicht immer beachtet worden — besteht zwischen Weismann und seinen Gegnern schon lange keine Differenz mehr. Weismann hat den Einfluß, den das Klima, die Ernährung, kurz den exogene Momente auf die Keimzellen ausüben, von jeher zugegeben. Danach würden selbst so auffallende Erscheinungen, wie die oft erwähnte „Yankeesierung" der in Amerika eingewanderten Europäer, der gegenseitigen Verständigung nicht mehr im Wege stehen. Noch verständlicher ist die Übertragung chemisch zu denkender Abänderungen, wie wir sie in den Erscheinungen der Immunität vor uns haben. Wenn arsenfest gemachte Trypanosomen diese Eigenschaft drei Jahre hindurch, nachdem sie 400 Mäuse passiert haben, beibehalten (Ehrlich), d. h. „vererben", so erklärt sich das einfach aus ihrer Fortpflanzungsart, bei der jede neue „Generation" durch Teilung der vorhergehenden entsteht. Bei komplizierter organisierten Tieren liegen die Dinge jedoch für alle konstitutionellen Eigenschaften ganz ähnlich. Durch Abderhalden wissen wir, daß die Keimzelle chemisch alle Stoffe enthält, die den Körper des erwachsenen Tieres zusammensetzen. So ist es nichts besonderes, wenn Mäuse die Festigkeit gegen Ricin und Abrin (Ehrlich), wenn Rinder ihre Unempfindlichkeit gegen Küstenfieber und wenn Kaninchen ihre Immunität gegen Hundewut und Diphtherie auf ihre Nachkommen übertragen [1]). Geradezu selbstverständlich endlich erscheint auf pathologischem Gebiet die Schädigung der Deszendenz durch Gifte, die den Körper der Eltern und damit auch die Keimzellen treffen. Trunksucht des Vaters oder Syphilis lassen die Kinder „entarten" — die Tatsache steht fest, aber sie bedeutet selbstverständlich keine „Vererbung" erworbener Eigenschaften.

E. Ziegler, Martius u. a. haben das wiederholt betont und gezeigt, wie notwendig gerade hier kongenitale und hereditäre Krankheiten unterschieden werden sollten. Wenn ein Alkoholist, der selbst vielleicht an Leberzirrhose leidet, ein idiotisches Kind erzeugt, so liegt eine direkte Keimschädigung vor und keine Vererbung. Genau so steht es mit der Syphilis, mit dem Blei und vielleicht noch mit vielem anderen. Auch schwächliche Konstitutionen könnten möglicherweise ganz ähnlich wirken.

Auch von den strengsten Anhängern Lamarcks ist heute eine Behauptung aufgegeben worden, die früher vielen nahezu als selbstverständlich imponierte, die nämlich, daß der Erfolg grober Eingriffe in die Intaktheit des Körpers, daß im Leben erlittene Verstümmelungen etc. vererbt werden könnten. Martius spricht hier geradezu von „Köhlerglauben", und selbst Semon gibt zu, daß das Vorkommen solcher Übertragung nicht bewiesen worden sei [2]). In der Tat lassen ausgedehnte Experimente von Weismann, Rizema Bos u. a. (an Mäusen und Ratten) die Möglichkeit einer solchen Vererbung heute ebenso ausgeschlossen erscheinen, wie es mannigfache Er-

---

[1]) Bisher ist übrigens nur die Übertragung von der Mutter bewiesen, die mit Vererbung gewiß nichts zu tun hat.

[2]) Nur betont er, daß alle bisherigen Versuche ohne Rücksicht auf die sensible Periode (vgl. später) vorgenommen seien.

fahrungen beim Menschen tun. Seit Jahrtausenden werden rituelle Beschneidungen vorgenommen, werden die Füße der Chinesinnen verstümmelt, die Kopfformen mancher Indianer systematisch umgestaltet — niemals ist eine erbliche Übertragung derartiger Veränderungen beobachtet worden. Und was in der züchterischen und medizinischen Literatur an scheinbaren Beweisen angeführt zu werden pflegt, das sind entweder unkontrollierte Anekdoten oder aber offenbar falsch gedeutete Tatsachen. Als Beispiel mag eine von Stieler kritisierte Mitteilung Lomers dienen. Ein Mann, bei dem in jungen Jahren angeblich nach einem Fall ein weißer Haarbüschel (an der verletzten Kopfstelle) aufgetreten war, sollte dieses Merkmal auf drei Kinder übertragen haben. Tatsächlich lag die Sache jedoch so, daß der Zusammenhang zwischen der Anomalie und dem Unfall von dem 79jährigen Greis erst viele Jahre nach dem Trauma konstruiert worden war; nichts spricht dagegen, daß auch der Vater seine Pigmentlosigkeit bereits ererbt hatte. Gegenüber solchen Fällen mag die autoritative Äußerung Schwalbes hervorgehoben werden, nach der die Mißbildungslehre zu einem Hauptargument der Weismannschen und Goetteschen Lehre herangezogen werden kann, „daß nämlich eine Vererbung erworbener Eigenschaften nicht gekannt wird". Daß Verstümmelungen infolge amniotischer Abschnürungen z. B. niemals vererbt worden sind, braucht darnach nicht mehr eigens hervorgehoben zu werden.

Nicht viel anders als mit der eben besprochenen steht es mit der Behauptung, daß funktionelle Abänderungen, durch Gebrauch oder durch Nichtgebrauch z. B., auf die Deszendenz übertragen werden könnten. Sie ist für unsere Zwecke besonders wichtig, weil gerade dieser Vorgang in der psychiatrischen Literatur oft genug als Ursache mannigfacher Erscheinungen angeschuldigt worden ist. R. Sommer bringt sicher die Anschauung weiter Kreise zum Ausdruck, wenn er schreibt: „Eigenschaften, die durch willkürliche Anstrengung und Spannung der Aufmerksamkeit allmählich automatisch gewordene Vorstellungsreihen darstellen, die in Form von Bewegungsmechanismen verharren, haben wahrscheinlich eine erbliche Kraft." Der Autor fügt hinzu: „Voraussetzung hierzu ist die Annahme, daß die organische Hirnbeschaffenheit auf die Beschaffenheit des Keimplasmas eine Einwirkung haben kann", und weist auf die Beziehungen hin, die zwischen nervösen Prozessen und der Tätigkeit der Geschlechtsorgane nachgewiesen sind. Dazu darf wohl bemerkt werden, daß diese Beziehungen zum Hirnleben doch eben nur die Funktionen des Genitalapparates betreffen, und daß ein Einfluß des Cerebrums auf die Keimzellen daraus nicht gefolgert zu werden brauchte.

Im übrigen ist das eine zuzugeben, daß die Vererbung derartiger funktionell erworbener Abänderungen, selbst wenn sie bestünde, sehr schwer bewiesen werden könnte. Lang hat in diesem Zusammenhange schon hervorgehoben, daß Gebrauch und Übung doch immer nur schon vorhandene, angeborene Anlagen zu entwickeln, niemals jedoch neue, nicht prädisponierte Eigenschaften zu erzeugen vermöchten. Vielleicht drückt er den Tatbestand nicht ganz zutreffend aus, wenn er daraufhin den Anhängern der Theorie vorwirft: Sie wollten Dinge und Vorgänge erklären, die in Wirklichkeit gar nicht existierten. Möglich wäre ein Einfluß der Übung auf die Geschlechtszellen ja immerhin, aber er wird kaum je nachgewiesen werden können. Jedesmal, wenn eine vom Vater besonders gepflegte Eigenschaft oder ein durch Gebrauch ungewöhnlich ausgebildetes Organ beim Sohn wieder stark hervortritt, wird man sagen können, die besonders kräftige Anlage sei beide Male, beim Sohn und beim Vater, wirksam gewesen. Eine Ausnahme könnten doch nur Fälle bilden, in denen ganz spezielle Kenntnisse und Fertigkeiten, die der Erzeuger mühsam erlernt hatte, den Kindern als ein geheimnisvolles Geschenk eines Tages ohne Arbeit in den Schoß gefallen wären. An Behauptungen der Art fehlt es bekanntlich nicht, aber man wird sie ins Reich der Fabel verweisen dürfen. Schon Meynert hat den Glauben an die erbliche Übertragung von Bewußtseinsinhalten als einen „monströsen Denkfehler" bezeichnet.

So wird denn wohl Haecker recht haben, wenn er meint, kein einziger Biologe halte die erbliche Übertragung durch Übung und Gebrauch erworbener Eigenschaften (Sprache, Kenntnissen, Dressurergebnissen, Aktivitätshypertrophien usf.) für bewiesen. Semon bestätigt das für seine Person sogar ausdrücklich, aber er fügt hinzu: Die Wage neige sich mehr nach der positiven Seite, und keine einzige Tatsache spreche gegen die Annahme einer solchen Vererbung. Das ist wohl der extremste Standpunkt, den die kritische Betrachtung des vorliegenden Tatsachenmateriales noch zuläßt; der „naive Lamarckismus" mancher medizinischen Kreise jedoch, der möglichst jede geistige Tätigkeit der Eltern auch den Kindern zugute kommen lassen möchte, ist durch exakte Beobachtungen bisher niemals gerechtfertigt worden.

Allerdings gibt es Erfahrungen, die einen Einfluß der Lebensbedingungen auf die Entwicklung zunächst wenigstens der Pflanzenwelt zu beweisen scheinen. „Die vergleichende Betrachtung des Körperbaues und des Entwicklungsganges der Pflanzen berechtigt uns zu dem Schluß, daß die Pflanzenarten unter dem fortschreitenden Einfluß äußerer Lebensumstände vorhandene Entwicklungsmöglichkeiten verlieren und neue Entwicklungsmöglichkeiten erwerben und dadurch eine stammesgeschichtliche Fortbildung erfahren können", schreibt der Münchener Botaniker Karl Giesenhagen. Die überzeugenden Beispiele, die er zur Begründung dieses Satzes heranzieht, zeigen aber zugleich deutlich, daß es sich bei diesen Vorgängen nicht eigentlich um die Vererbung vom Einzelindividuum erworbener Eigenschaften handelt. Was aber für unsere Zwecke viel wichtiger ist: Diese Umwandlungen vollziehen sich offenbar nur in so ungeheuren Zeiträumen, daß die unmittelbare menschliche Überlieferung von ihnen nichts zu berichten weiß. Jahrzehntausende können Pflanzenarten auf der Erde existiert haben, ohne daß an ihnen Anzeichen einer stammesgeschichtlichen Artentwicklung auffällig zutage treten. Das ist sehr oft übersehen worden, wenn man aus den Gesetzen der Artenbildung im Sinne Darwins Gesetze der menschlichen Entartung abzuleiten versucht hat. Schon hier sei erwähnt, was später noch einmal erörtert werden muß: daß sich der historische Mensch nachweislich überhaupt nicht geändert hat. Das ist keineswegs eine Ausnahme, die für den Menschen allein gilt. In historischer Zeit, in der kurzen Spanne Frist, die die menschliche Überlieferung einigermaßen übersehen läßt, sind solche Wandlungen fast nirgends festzustellen. „Wir haben keinen Grund zu der Annahme, daß der Reis und die Hirse, welche der chinesische Kaiser Chen nung im Jahre 2700 vor Beginn unserer Zeitrechnung bei einer feierlichen Gelegenheit eigenhändig aussäte, daß der Spelz, mit dem die homerischen Griechen ihre Pferde fütterten, der Art nach von den gleichen Getreidearten der Jetztzeit verschieden gewesen sei." (Giesenhagen.)

Nun pflegt in der psychiatrisch-neurologischen Literatur die Diskussion über die Vererbung erworbener Eigenschaften an die bekannten Experimente von Brown-Séquard, C. Westphal, Obersteiner und Romanes anzuknüpfen. Das Wesentliche bei diesen Versuchen war in dem gelegentlichen (!) Auftreten epileptischer Anfälle bei Tieren gegeben, die von epileptisch gemachten Eltern abstammten. Die Epilepsie der Eltern selbst (es handelte sich meist um Meerschweinchen) war durch operative Eingriffe mannigfacher Art hervorgerufen worden; Verletzungen des Rückenmarkes oder des Corpus restiforme oder sogar solche des Ischiadikus hatten den gleichen Erfolg. Diese Versuche hat ein Schüler Binswangers, M. Sommer, nachgeprüft, und zwar mit negativem Ergebnis; und so berufen sich heute die Anhänger einer Vererbung erworbener Eigenschaften auf Brown-Séquard und Obersteiner und die Gegner dieser Hypothese auf M. Sommer. Dabei hat eine Kritik E. Zieglers längst gezeigt, daß die Bedeutung dieser Experimente von der Häufigkeit positiver oder negativer Resultate ziemlich unabhängig ist. Die Tatsachen selbst wird man nicht bestreiten dürfen, und Obersteiner hatte gewiß recht, wenn er in einer sehr sachlichen und vorsichtigen Antwort Sommers Angriffe in dieser Hinsicht als unbegründet zurückwies. Auch in Wien, unter Obersteiners Augen, sind Nachprüfungen von J. Gutnikow und von J. P. Karplus ohne Ergebnis geblieben, und zwar blieb bei diesen Versuchen sogar die Epilepsie bei den operierten Tieren selbst aus. Aber der positive Beweis ist entscheidend, und somit muß das gelegentliche Auftreten epileptischer Krämpfe bei den Abkömmlingen entsprechend operierter Tiere zugegeben werden.

Beweist das die Vererbung erworbener Eigenschaften? Gewiß nicht. Das würde doch heißen: Die Kinder bekamen epileptische Anfälle, weil die Eltern epileptisch gewesen waren. Der wahre Tatbestand aber war nur der, daß die Kinder epileptisch wurden, weil oder nachdem die Eltern operiert waren. Schon die Epilepsie der Eltern war selbstverständlich keine direkte, sondern eine indirekte Folge der Operation, und wir wissen überdies, daß sogar diese Folge ausbleiben kann und häufig ausbleibt. Daraus folgt notwendig die Annahme einer gewissen Disposition zur Epilepsie bei den Tieren, die epileptisch wurden. Schon Ziegler hat darauf hingewiesen, daß diese Anlage bei Meerschweinchen sehr häufig besteht, und daß diese Tiere auf die mannigfachsten Schädlichkeiten mit Krampfanfällen reagieren. Nach Obersteiners Beobachtungen scheint diese Tendenz bei manchen Stämmen stärker ausgebildet zu sein als bei anderen. Wo sie besteht, wird sie natürlich vererbt werden, und somit kann aus den Versuchen Brown-Séquards und seiner Nachfolger nur noch das eine geschlossen werden, daß die Abkömmlinge operierter Tiere zuweilen weniger widerstandsfähiger sind als andere. Das Wesen dieser konstitutionellen Schädigung ist uns bisher vollkommen unbekannt — genau wie die Ursache der Epilepsie bei den operierten Tieren selbst. Mithin lassen sich über den Zusammenhang zwischen den Krankheitserscheinungen der ersten und denen der zweiten Generation nicht einmal Vermutungen anstellen. Nur darauf mag hingewiesen werden, daß die Beziehungen, die hier vorliegen, denen ganz analog sind, die die klinische Psychiatrie zwischen

Alkoholismus und epileptischen Anfällen längst kennt. Chronische Trinker neigen mehr als andere Menschen zu solchen Insulten, und die Kinder von Säufern sind besonders häufig Epileptiker. Daraus kann gefolgert werden, entweder, daß die epileptische Anlage unabhängig von jeder Alkoholwirkung vererbt wird, dann wäre die Trunksucht als bloße Komplikation oder aber als Folge der Epilepsie anzusehen; oder aber, daß der Alkoholismus des Vaters ihn selbst und seine Kinder epileptisch machen kann. Ob die Krampfanfälle der ersten und der zweiten Generation unter dieser Voraussetzung genetisch überhaupt viel miteinander gemein haben würden, steht dahin; erbliche Beziehungen zwischen diesen Krankheitsäußerungen anzunehmen, liegt jedenfalls nicht der mindeste Anlaß vor. Auch wenn der trinkende Vater selbst nicht an Krämpfen litt, können ja seine Kinder epileptisch sein.

Das Wesentliche in diesem Falle wie in dem der Brown-Séquardschen Experimente liegt eben nicht in der erblichen Übertragung, sondern wieder in einer Keimschädigung. Ob der Körper vergiftet oder sonst geschwächt wird, die Verschlechterung seiner Konstitution kann für die Keime nicht gleichgültig sein [1]). Niemand leugnet Beziehungen des Stoffwechsels zwischen dem Soma und dem Keimplasma, und J. Gaules Behauptung: „Daß in noch ganz anderen Organen als in den Geschlechtsorganen sich Vorgänge abspielen, die auf das Geschlechtsleben bezug haben", besteht an sich gewiß zu Recht. Aber wenn derselbe Autor fortfährt: „In der Leber, den Muskeln, den Fettkörpern, wohl noch in anderen Organen werden Stoffe gebildet, die für die Bildung der Geschlechtsprodukte verwendet werden, in den Geschlechtsorganen aber werden diese Stoffe zusammengefügt und erhalten ihre morphologische Gestaltung in Eiern und Spermatozoen" — so heißt das eben nichts anderes, als daß chemische Stoffe vom Soma auf die Keime übergehen können. „Das ist aber ganz etwas anderes, als wenn man sich glaublich machen soll, der Organismus vermöge Veränderungen, welche durch äußere Anstöße an ihm geschehen, derart auf die Keimzellen zu übertragen, daß sie in dem kommenden Geschlecht wiederum zu derselben Zeit und an derselben Stelle des Organismus sich entwickeln, wie es bei dem elterlichen Organismus geschehen".

In diesen Worten Weismanns ist das Problem scharf formuliert. Über alles, was wir bisher besprochen, herrscht jetzt beinahe vollkommene Einigung. Klima, Ernährung, thermische und chemische Einflüsse, mögen sie von außen kommen oder in der Konstitution des Erzeugers begründet sein, können den Keim beeinflussen. Die Mutationen zeigen, daß auf diesem Wege zuweilen neue Varietäten zustande kommen, die erblich sind. Aber das alles bedeutet so lange keine Vererbung erworbener Eigenschaften, als das Wie und Warum dieser Veränderungen nicht klar gestellt ist. Für den Alkohol und die Syphilis liegen die Dinge einfach; hier lehrt schon die klinische Erfahrung, daß das-

---

[1]) Um Einwänden zu begegnen, sei erwähnt, daß Brown-Séquard auch anderes, z. B. Veränderungen der Ohrform durch Sympathikusdurchschneidung oder den Verlust von Zehen (die sich die Tiere fortgefressen hatten), sich vererben sah. Dagegen ist grundsätzlich zu bemerken, daß bei solchen gelegentlichen Beobachtungen die Wirkung einer primären Anlage und die Möglichkeit zufälliger Variationen in ganz anderer Weise ausgeschlossen werden muß, als es hier geschehen ist. Tatsächlich wird dieser Teil der Brown-Séquardschen Ergebnisse heute wohl von niemand mehr verteidigt.

selbe Gift Eltern und Kinder gleichzeitig, aber doch jedes für sich und gewöhnlich mit verschiedener Wirkung bei beiden, beeinflußt. Die Krankheitserscheinungen beim Vater bilden keine notwendige Voraussetzung für das Leiden des Sohnes. In solchem Falle spricht die moderne Biologie von Parallelinduktion im Sinne Dettos. Soma und Keim werden gleichzeitig geschädigt, und es ist keineswegs die Veränderung des Soma, die das Schicksal des Keimes bestimmt. Also eine blastogene [1]) (gamatogene) und keine somatogene Entstehung neuer Eigenschaften.

Können erbliche neue Eigenschaften auch auf somatogenem Wege entstehen? Muß immer primär ein Keim verändert werden, oder kann das Erste, das geschieht, auch die Veränderung des Körpers sein? Semon nimmt das an, hält es für bewiesen. Seine Mneme, die „Abbildtheorie“ [2]), wie sie seine Gegner nennen, ist undenkbar, wenn erworbene Qualitäten des Körpers in „Engrammen“ des Keimplasmas grundsätzlich nicht zum Ausdruck kommen. Weismann und seine Anhänger halten an der Kontinuität des Keimplasmas fest. Was liegt an Tatsachen vor?

Guthrie berichtet, es sei ihm gelungen, die Eierstöcke junger Hühner in andere zu transplantieren, wo sie so gut einwuchsen, daß sie später normal abgelegte Eier lieferten. Dabei zeigte sich ein deutlicher Einfluß der „Tragamme“ auf die Farbe der Nachkommenschaft. Wurde ein schwarzes Huhn, dem ein weißes Ovar [3]) implantiert war, von einem weißen Hahn begattet, so wurden 9 weiße und 11 weiß und schwarze Kücken erzielt. Wurde umgekehrt ein weißes Huhn mit weißem Ovar von einem schwarzen Hahn begattet, so bestand die Nachkommenschaft in 12 schwarz und weißen Kücken. Diese Versuche, die übrigens zahlreicher Fehlerquellen wegen nicht von allen Autoren für einwandfrei gehalten werden, und denen andere negative Ergebnisse (Castle, Morgan) gegenüberstehen, sprechen allerdings für einen Einfluß des Soma auf die Keimzellen. Aber dieser Einfluß steht ja ohnedies fest; wir wissen längst, daß Stoffe von der Mutter auf die Kinder übergehen. Sitowski, Gage und Biddle [4]) sahen Anilinfarben, mit denen sie Ratten, Meerschweinchen bzw. Hühner fütterten, die Keime und sodann auch die Nachkommenschaft färben. Mehr läßt sich aus Guthries Resultaten in keinem Falle folgern; die Vererbung erworbener Eigenschaften beweisen sie ebenso wenig, wie es die Übertragung der Immunität tut.

Wesentlich weiter ist die Lösung des Problems durch die Versuche Towers und Kammerers geführt worden. Tower hat (nach dem Vorgang von Standfuß, Weismann, Fischer und Schröder) beim Koloradokäfer dadurch bestimmte Färbungsänderungen im Imagostadium hervorgerufen, daß er abnorme äußere Verhältnisse (Wärme, Kälte, Feuchtigkeit) im Puppen-

[1]) Von blastogener „Vererbung“ zu sprechen, ist inkorrekt; denn das Wesen der blastogenen Veränderung liegt doch gerade in einer Durchbrechung der konservativen Vererbungsgesetze. Erst das schon veränderte Tier „vererbt“ die Abänderung weiter.

[2]) Semons Protest gegen diese Bezeichnung erscheint uns ebenso ungerechtfertigt, wie seine Behauptung, die Mneme-Hypothese sei von der Frage der Vererbung erworbener Eigenschaften nicht abhängig. Die Lehre von den Engrammen fällt in sich zusammen, wenn sich irgendwelche wichtigere Qualitäten in den Keimzellen nicht „abbilden“.

[3]) Zit. nach Goldschmidt.

[4]) Zit. nach Kammerer.

stadium einwirken ließ. Diese Variationen wurden nicht vererbt. Wurde dagegen die vollkommen ausgefärbte Imago selbst unter die gleichen Bedingungen gebracht, so blieb ihre eigene Farbe immer unverändert; wohl aber zeigte ihre Nachkommenschaft die gleichen Abänderungen, wenn die Einwirkung gerade zur Zeit der Geschlechtszellenreife erfolgt war.

Aus diesen Versuchen ergibt sich zunächst eine Folgerung, die für pathologische Verhältnisse außerordentlich wichtig erscheint: Die nämlich, daß die Keimzellen nur zu ganz bestimmten Zeiten beeinflußt werden können. Wenn die Reize während dieser Periode ausgesetzt werden, so treffen sie die Nachkommenschaft nicht, mögen sie vorher (im Puppenstadium) noch so intensiv gewesen sein. Die Eier werden von diesen Tieren schubweise gelegt, und immer nur diejenigen lieferten jene veränderte Deszendenz, deren Entwicklung die abnormen Reize beeinflußt hatten. Die Biologie spricht deshalb von einer kritischen oder sensiblen Periode. Ob etwas ähnliches auch bei Wirbeltieren vorkommt, ist allerdings noch fraglich.

Im übrigen hatten Tower selbst und noch entschiedener Lang aus diesen Experimenten geschlossen, daß eine somatische Induktion nicht vorkäme. Existierte eine somatogene Vererbung erworbener Eigenschaften, so hätten veränderte Käfer eine veränderte Nachkommenschaft unter allen Umständen liefern müssen. In der Tat ist in Towers Fällen der Prozeß, der z. B. auch bei der früher besprochenen Alkoholvergiftung wirksam ist, in zwei Teile zerlegt worden: Die Schädigung des Elterntieres und die der Keime erfolgen unabhängig voneinander. Ja sie sind nur jede zu einer ganz bestimmten, „sensiblen" Phase möglich. Nun wendet aber Semon ein: Die äußere Kutikula, in der sich bei den Koloradokäfern das Pigment ablagere, besäße gar keine Porenkanäle und sei deshalb ohne jede reizleitende Verbindung mit der reizbaren Substanz des Organismus, einschließlich seiner Keimzellen. Aus diesem Grunde seien die Folgerungen, die Tower und Lang zögen, ebenso unbegründet, „wie die, daß ein Mensch, der eine starre Maske trägt und dessen Gesichtszüge deshalb keine Veränderung zeigen können, von freudigen oder schmerzlichen Eindrücken unberührt bleiben müsse." Der Einwand läßt sich kaum widerlegen, obwohl gerade Semon doch auch daran denken müßte, daß die Pigmentablagerung in der Kutikula nur den äußeren Erfolg, das Symptom der Reizwirkung darstellen könnte, die das Soma getroffen hatte; in diesem Falle hätte die primäre, uns nicht erkennbare Veränderung des Körpers auf die Keimzellen während ihrer sensiblen Periode einen „mnemischen" Reiz sehr wohl auszuüben vermocht. In jedem Falle aber muß Semon zugegeben werden, daß diese Versuche nicht genügen, um die Möglichkeit einer somatogenen Induktion als vollkommen ausgeschlossen erscheinen zu lassen.

Von den Experimenten Kammerers sei hier nur eine Versuchsreihe erwähnt, die die Geburtshelferkröte betrifft [1]). Diese laicht normalerweise auf dem Lande und bringt eine verhältnismäßig kleine Zahl (18—86) großer, dotterreicher Eier hervor. Werden nun die brünstigen Tiere durch hohe Temperaturen veranlaßt, mehr und mehr das Wasser aufzusuchen, so steigt die Zahl der Eier bis auf 115, und ihr Dotterreichtum nimmt ab. Ganz ähnlich aber verhalten sich auch die in ursprüngliche Verhältnisse zurückversetzten

[1]) Zit. nach Haecker, dem wir unten wörtlich folgen.

Nachkommen einer auf diese Weise extrem veränderten Generation. „Zur Ergänzung sei bemerkt, daß, wenn die Eier[1]) der Stammgeneration in hoher Temperatur (25—30° C) gelassen werden, die Annäherung der zweiten Generation an die primitiven Laichgewohnheiten anderer Froschlurche noch stärker hervortritt. Die Gallerthülle des Eies der zweiten Generation nimmt an Dicke zu, die Larven zeigen typische Amphibienkiemen, und die erwachsenen Männchen der dritten und noch mehr die der vierten Generation entwickeln in der Brunst Daumenschwielen" (Haecker).

Die in diesen Sätzen ausgesprochenen Tatsachen sind für die Beurteilung der genannten und aller analogen Versuche besonders wichtig. Die erzielten Abänderungen stellen zum großen Teil Rückschläge auf natürliche frühere Formen, also Atavismen oder auch „Entdifferenzierungen" (Haecker) dar. Das ist das eine. Aber dazu kommt, daß diese Variationen zunächst blastogener Natur, zunächst durch eine Beeinflussung des Keimes entstanden sind. Die Vererbung erworbener Eigenschaften wäre also nur scheinbar, wäre dadurch vorgetäuscht, daß derselbe Reiz das entwickelte Tier und seine Keime so beeinflußt, daß schließlich identische Wirkungen auftreten. Allerdings, diese Identität der Wirkung selbst ist ebenso schwer zu erklären, wie es die somatische Induktion wäre, das ist Semon und Goldschmidt zuzugeben. Aber doch auch nicht schwerer. Sicher bewiesen ist bisher weder das eine noch das andere. Wahrscheinlicher aber ist nach der bisherigen Forschung die gleichsinnige Veränderung, die Parallelinduktion, denn wenn es sich bei dem Auftreten der in diesen Versuchen erzielten Merkmale wirklich nur um ein Wiedererwachen schlummernder Anlagen (Gruber) handelt, so würde diese Tatsache doch nicht mehr vollkommen neu und unerklärlich dastehen. Wir haben ja in den Mutationen ganz analoge Vorgänge vor uns.

In der Tat stimmen darin beinahe alle Autoren (genannt seien: Haecker, Goldschmidt, Lang, Gruber) überein, daß zwischen Mutation und der Vererbung erworbener Eigenschaften kein grundsätzlicher Unterschied mehr besteht. Wir sahen früher, daß Mutationen — erbliche Variationen — durch äußere Momente hervorgerufen werden, und erfahren jetzt, daß da, wo manche von Vererbung erworbener Eigenschaften sprechen, wieder in letzter Linie eine Beeinflussung des Keimes durch exogene Faktoren maßgebend ist. Das ist im Grunde derselbe Vorgang.

Damit ist die von uns oben formulierte Frage beantwortet. Das Auftreten erblicher neuer Eigenschaften durch somatische Induktion ist nicht bewiesen. „Soweit die experimentelle Erfahrung reicht", schreibt Lang, „sind alle erblichen Neubildungen blastogen. Schon der Nachweis der reinen Linien und das ganze Erfahrungsmaterial über alternative Vererbung sprechen gegen die Annahme einer Vererbung durch somatische Induktion, gegen die Abbildungs- und Übertragungstheorie". Und in vollkommener Übereinstimmung damit äußert sich Haecker: Bezüglich der somatogenen Variationen besteht heutzutage wohl bei der Mehrzahl der Biologen die Auffassung, daß eine Vererbung auf dem Wege der somatischen Induktion der Geschlechtszellen bisher in keinem Falle mit Sicherheit nachgewiesen werden konnte. Dagegen liegt eine Anzahl von Fällen vor, in denen eine Ver-

[1]) Von mir gesperrt.

erbung allseitiger Abänderungen mittelst paralleler Induktion festgestellt wurde. Eine solche Übertragung entspricht zwar nicht vollkommen dem von Lamarck und seinen Anhängern angenommenen Vererbungstypus, es liegt aber wohl kaum ein Bedenken vor, auch hier von einer Vererbung erworbener Eigenschaften zu sprechen".

Was folgt daraus für unsere Fragestellung? Kann eine Vererbung erworbener Eigenschaften bei der Entstehung der nervösen Entartung, in der Ätiologie von Geistes- und Nervenkrankheiten eine Rolle spielen? Die Frage wird nach dem heutigen Stande unserer Kenntnisse glatt und bedingungslos **verneint** werden müssen. Man kann geteilte Meinungen darüber haben, ob das Schlagwort: „Vererbung erworbener Eigenschaften" den Tatbestand in Kammerers — übrigens noch sehr umstrittenen — Versuchen gut bezeichnet; man kann aber darüber nicht streiten, daß für die Verhältnisse des Menschen nichts denkbar ist, was mit diesen Versuchen in Parallele gebracht werden könnte. Verstümmelungen und ähnliches werden sicher nicht vererbt; wenn durch Operationen krank (ev. epileptisch) gemachte Tiere kranke (ev. wieder epileptische) Nachkommen erzeugen, so liegt keine Vererbung, sondern eine Keimschädigung vor, die der durch Alkoholvergiftung z. B. analog ist; funktionell, durch Übung oder durch Nichtgebrauch erworbene Eigenschaften endlich kehren bei den Kindern niemals wieder — damit ist alles widerlegt, was die Lehre von der ererbten und vererbten nervösen Entartung aus dem Vorkommen einer Vererbung erworbener Eigenschaften hätte ableiten können. Niemand, der die Literatur über somatische Induktion verfolgt hat, wird glauben wollen, daß die im Leben erworbene nervöse Reizbarkeit z. B. auf die Kinder überzugehen vermöchte. Keimschädigungen kennt die Psychiatrie längst, und ebenso besteht über die „parallele Induktion" durch Giftwirkung auf diesem Gebiete völlige Einigkeit. Selbst im Erfolg identische Wirkungen bei Eltern und Kindern sind, wie das Beispiel des Alkohols zeigt, hier denkbar — aber auch dabei wird im biologischen Sinne nichts vererbt, und deshalb ist es unzulässig, aus diesen Vorkommnissen auf die Vererbung erworbener Eigenschaften ganz im allgemeinen schließen zu wollen.

IV. Die Übertragung von Geisteskrankheiten und die nervöse Entartung.

Im folgenden Kapitel soll untersucht werden, ob es eine nervöse Entartung im Sinne Morels gibt. Eine nervöse Entartung also als gesetzmäßig wiederkehrender Vorgang, ein durch innere Gesetze bestimmtes Fortschreiten nervöser Krankheiten von Geschlecht zu Geschlecht. Daß gelegentlich infolge einer zufälligen Verkettung von äußeren Umständen in einer Familie immer schwerere Formen seelischer Erkrankungen ein Mitglied nach dem anderen befallen, das versteht sich von selbst, und die bloße Sammlung solcher Fälle, die kein inneres Band verknüpft, würde jedes wissenschaftlichen Wertes entbehren.

Deshalb kann von Morels Schema[1]) heute ganz abgesehen werden. Es bedarf keines Beweises mehr, daß dieses Schema falsch ist, d. h. daß diese Skala der Entartung auf keiner natürlichen Regel beruht. Morel selbst, der in seinem Werke Paralyse und Kretinismus als Äußerungen der Entartung anführt, ist durch das zufällige Zusammentreffen von endogenen und exogenen Krankheitsursachen in einzelnen Familien irregeführt worden. Seine Zeit vermochte eben noch weniger scharf als die unsrige zwischen diesen beiden ätiologischen Gruppen zu unterscheiden. Aber natürlich darf man mit dieser besonderen Form des Entartungsvorganges, die Morel beobachtet zu haben glaubte, nicht etwa den Begriff der nervösen Entartung im klinisch-psychiatrischen Sinne überhaupt fallen lassen. Das, worauf es im Prinzip allein ankommt, eine von Generation zu Generation fortschreitende Verschlechterung der nervösen Gesundheit könnte in anderen Formen doch eine gesetzmäßige Erscheinung darstellen. Die klinischen Tatsachen müssen entscheiden, ob das der Fall ist.

Morel sprach von „gewissen, durch psychische und physische pathologische Einflüsse bewirkte Abweichungen der geistigen Krankheit von ihrem primären Typus[2]), welche sich vorzugsweise dadurch charakterisieren, daß durch die Wirkung ihrer erblichen Übertragung die Nachkommen von bereits geistig abnormen Individuen gewöhnlich noch tiefer ergriffen werden als ihre Aszendenten“. An anderer Stelle erläutert er das näher: „Man mag

[1]) Nervöses Temperament und Ausschweifungen in der ersten, Schlaganfälle, Epilepsie, Hysterie und Alkoholismus in der nächsten Generation; dann in der dritten Selbstmord, Psychosen und Geistesschwäche, und endlich in der vierten angeborene Blödsinnszustände und Mißbildungen.

[2]) Ich folge in der Übersetzung Graßmann.

diese Abweichungen in ihrem Beginn so einfach als möglich annehmen, so schließt sie gleichwohl Elemente der Übertragbarkeit von solcher Beschaffenheit in sich, daß derjenige, welcher den Keim davon in sich trägt, mehr und mehr unfähig wird, seine Stellung in der Gesellschaft auszufüllen, und daß die schon bei ihm gehemmte intellektuelle Entwicklung bei seinen Nachkommen noch viel ernstlicher bedroht ist".

Was wir bisher an Vererbungstatsachen kennen gelernt haben, läßt sich mit dieser Lehre schwer in Einklang bringen. Sicher wird der Kreis der denkbaren Ursachen für eine solche pathologische Entwicklung sehr wesentlich durch die Erkenntnis eingeengt, daß erworbene Eigenschaften sich nicht vererben. Aber man darf wohl noch weiter gehen und sagen: auf dem Wege der Vererbung (im biologischen Sinne) können die Krankheiten der Deszendenten nur dann gesetzmäßig schwerer werden, als die der Eltern waren, wenn von beiden Erzeugern Krankheitsanlagen auf das neue Individuum übergehen und sich hier summieren. Sonst werden diese Erblichkeitsgesetze immer nur zu einer einfachen Wiederholung, nicht aber zu einem „degenerativen" Fortschreiten des Krankheitsprozesses Veranlassung geben.

Beweisen die klinischen Tatsachen also, daß der Vorgang, den Morel Entartung nannte, wirklich vorkommt, so bleiben nur zwei Möglichkeiten der Erklärung: entweder erleiden die Vererbungsgesetze der Biologie auf pathologischem Gebiete Ausnahmen, oder aber das, was man in der Pathologie Heredität nennt, und die Vererbung normaler Eigenschaften sind nicht immer grundsätzlich gleichartige Vorgänge.

Daß die erste Möglichkeit ganz und gar unwahrscheinlich ist, bedarf keines Beweises; für die zweite jedoch sprechen sehr zahlreiche Gründe.

Schon lange hat O. Binswanger — unseres Erachtens mit vollem Recht — gegen die verbreitete, aber unbewiesene Annahme Stellung genommen: „daß die pathologische Vererbung, d. h. die erbliche Veränderung (Variabilität), welche durch Schädlichkeiten hervorgebracht wird, und die eine Verschlechterung der Art, oder, richtiger gesagt, eines Individualtypus hervorbringt, den gleichen Bedingungen unterworfen sei, welche die phylogenetische Fortentwicklung, d. h. die zur Erhaltung und Weiterentwicklung der Art notwendige Konstanz resp. Variabilität der individuellen Eigenschaften beherrschen".

Es handelt sich um keine bloße Hypothese bei dieser Anschauung. Wir kennen ja doch Beziehungen zwischen der Krankheit der Eltern und der der Kinder, die mit Vererbung im biologischen Sinne gar nichts zu tun haben. Außer der Keimvergiftung, die uns schon früher beschäftigt hat, gibt es sehr wahrscheinlich noch andere Keimschädigungen von ähnlicher Wirkung. Wir sahen schon: die Keimvergiftung kann, wie die echte Vererbung, äußerlich identische Abänderungen bei Eltern und Kindern hervorrufen, und eben deshalb besteht für uns die Gefahr, beide Vorgänge miteinander zu verwechseln. Aber die inneren Gesetze ihrer Wirkung brauchten darum nicht übereinzustimmen. Schon aus diesem Grunde dürfen wir uns im Zusammenhang dieser Schrift mit dem Studium der biologischen Vererbungsgesetze allein nicht begnügen.

Somit sollen im folgenden — unter dem Gesichtswinkel der oben gestellten Frage — alle allgemeinen Tatsachen zusammengestellt werden, die über die Übertragung krankhafter Anlagen von einer Generation auf die andere bekannt geworden sind. Mit den **Keimschädigungen** mag begonnen werden.

Schon früher wurde betont, daß Weismann einen Einfluß des Klimas und der Ernährung z. B. auf die Keimzellen von jeher zugegeben hat. Die ebenfalls bereits erwähnte Tatsache, daß manche „Sports“ in bestimmten Zeiten häufiger beobachtet worden sind, läßt es wahrscheinlich erscheinen, daß auf diese Weise sogar dauernde Abänderungen der Art, Mutationen entstehen können.

Viel gesicherter als diese biologischen Tatsachen ist die klinische Erfahrung, nach der bestimmte Gifte, wie Alkohol, Blei, Quecksilber, die die Erzeuger in sich aufnehmen, auch ihre Nachkommenschaft zu schädigen vermögen. Immerhin liegen die Dinge auch hier noch keineswegs so klar, wie es vielfach dargestellt wird. Noch vor wenigen Jahren hat Eugen Albrecht bestritten, daß eine Beeinflussung der Keimzellen durch den Alkohol wirklich bewiesen sei. Darin weichen wohl die meisten Pathologen von ihm ab, und speziell auf psychiatrisch-neurologischem Gebiete läßt sich eine Beziehung dieses Giftes zur Entstehung der Idiotie und der Epilepsie doch wohl nicht in Abrede stellen. Aber im einzelnen ist allerdings noch vieles zweifelhaft und umstritten. Die Hauptschwierigkeit liegt bekanntlich darin, daß „die meisten chronischen Alkoholisten bei genauer klinischer und psychophysischer Untersuchung den pathologischen Grundcharakter epileptoider, psychogener, neurasthenischer Art, oder eine Abart des angeborenen Schwachsinnes erkennen“ lassen (R. Sommer). Nach Sommer hat neuerdings namentlich Stöcker diese Anschauung begründet und dahin erweitert, daß die psychische Konstitution nahezu jedes Trinkers einer ganz bestimmten Form seelischer Erkrankung entspräche. Ist das richtig, so dürfen natürlich die Krankheiten der Menschen, die von Alkoholisten abstammen, nur mit allergrößter Vorsicht auf die Intoxikation des Keimes und des werdenden Kindes zurückgeführt werden. Jedenfalls liegt es viel näher, hier einfach erbliche Beziehungen anzunehmen. Daß und weshalb der Alkohol in ganz bestimmten Fällen doch als ätiologisches Moment angeschuldigt werden muß, braucht an dieser Stelle nicht auseinandergesetzt zu werden; wohl aber muß gefragt werden, ob es wahr ist, daß der Mißbrauch dieses Genußmittels (durch Keimvergiftungen) die nervöse Durchschnittsqualität ganzer Generationen herabdrückt.

Das ist bekanntlich oft behauptet und namentlich auf statistischem Wege zu beweisen versucht worden. Zu der oben schon erwähnten Schwierigkeit, der alle solche Untersuchungen begegnen, kommt hier natürlich noch die, daß in Trinkerfamilien gewöhnlich auch die Kinder schon Alkohol zu bekommen pflegen. Sind also ihre Schulleistungen relativ schlecht, so könnte das an der ja nicht zweifelhaften direkten Vergiftung ihres Gehirns gelegen sein. Im übrigen steht bis jetzt nicht einmal fest, daß die Kinder von Trinkern grundsätzlich körperlich, intellektuell und moralisch minderwertiger sind, als die Nachkommen mäßiger Eltern. Wenigstens haben die durch Pearsons Autorität unterstützten Berechnungen Eldertons diese Lehre stark erschüttert, und bis eine Nachprüfung dieser Untersuchungen vorliegt, wird man mit einem endgültigen Urteil über diese Frage noch zurückhalten müssen. Immerhin dürfen wir, da Idiotie infolge väterlicher Trunksucht entsteht, wenigstens vermuten, daß auch leichtere Grade von intellektueller Schwäche aus derselben Ursache hervorgehen werden.

Als viel unwahrscheinlicher muß aus physiologischen Gründen die viel umstrittene Behauptung bezeichnet werden, die „Zeugung im Rausch" (Schüle, Déjérine, Flemming u. a.) sei besonders geeignet, schwachsinnige Individuen hervorzubringen. Auch der neueste Versuch von Bezzola, diese Behauptung zu beweisen, scheint uns durchaus mißlungen zu sein. Bezzola hat die Jahreskurve der unehelichen Geburten in der Schweiz und die Jahreskurve der Geburten von geistig hervorragenden Menschen miteinander verglichen und glaubt die nachgewiesenen Unterschiede auf eine gehäufte Erzeugung von Imbecillen im Fasching und in der Zeit der Weinlese zurückführen zu können. Dazu bemerkt M. v. Gruber mit Recht, daß diese Differenzen viel zu geringfügig seien, um irgend einen ätiologischen Schluß zuzulassen.

Dagegen steht ein anderer Einfluß des Alkohols auf die Nachkommenschaft ganz fest: das ist die quantitative Beschränkung lebensfähiger Kinder. Aborte und Totgeburten sind in Trinkerfamilien an der Tagesordnung, und ein großer Teil der lebend geborenen Kinder stirbt in den ersten Lebensjahren an Krämpfen, allgemeiner Schwäche oder infolge einer abnorm geringen Widerstandskraft gegen Infektionskrankheiten (vgl. z. B. H. Roemers Stammbäume aus zwei mittelbadischen Weinorten). So erklärt es sich, wenn Legrain die Familien von Trinkern oft in drei bis vier Generationen vollständig verschwinden sah, und wenn nach einer Feststellung der Münchener Klinik bei einer Anzahl von schweren Alkoholisten die Gesamtzahl ihrer Nachkommen schon zu ihren Lebzeiten nicht einmal die der Eltern erreichte[1]).

Manche andere Gifte wirken in dieser Beziehung wohl noch verheerender, wie Kußmauls berühmte Untersuchung über das Quecksilber und die von C. Paul und Legge über das Blei beweisen. Nach dem zuletzt genannten Autor lieferten 212 Schwangerschaften von Bleiarbeiterinnen 52,5 Fehl- bzw. Frühgeburten, während Paul bei 70 Schwangerschaften denselben Ausgang sogar in 87% beobachtete. Auch die Vergiftung nur des Vaters führt nach demselben Forscher noch in 61% der Fälle zum Abort.

Diese Zahlen übertreffen selbst die noch, die für die analoge Wirkung der Syphilis gewonnen worden sind. „Die Syphilis führt weniger zur Entartung als zur Dezimierung der Rasse", schließt Finger aus Untersuchungen, auf die wir noch eingehen werden. In der Tat ist ja der Abort ein geradezu pathognomonisches Symptom in luetischen Familien, und wenn wir dazu den frühzeitigen Tod lebend geborener, aber schwächlicher oder ausgesprochen kranker Kinder zählen, so erscheint die verheerende Wirkung dieser Seuche gewiß enorm groß. Und dazu kommt überdies die durch die Lebensversicherungsgesellschaften festgestellte relativ kurze Lebensdauer der primär infizierten Menschen selbst. Aber die degenerative Wirkung der Lues darf darum doch nicht gering veranschlagt werden. Fingers Wort besteht zu recht, aber es bezieht sich auf die ererbte Entartung, denn seine Untersuchung galt der dritten Generation luetischer Familien. Nervöse Entartung im Sinne unserer Definition jedoch (Entartung eben im weitesten Sinne) muß auf jede stärkere Ausbreitung der Seuche mit Naturnotwendigkeit folgen — dafür sorgen die syphilitischen und metasyphilitischen Erkrankungen der ersten — selbst infizierten — und der zweiten — kongenital luetischen — Generation

[1]) Zu ganz ähnlichen Resultaten ist neuerdings in Rußland Minor gekommen.

Und was für die Lues gilt, gilt sehr wahrscheinlich, wenn auch vielleicht in geringerem Grade, für sehr viele Infektionskrankheiten. Wiederholt ist behauptet worden, die Tuberkulose der Eltern gefährde die nervöse Gesundheit der Kinder (van der Velden, Jones, Naecke, bestritten von Diem) und neuerdings hat man gegen die Malaria den gleichen Vorwurf erhoben (Orgéas). Über die übrigen Infektionskrankheiten liegen exakte Daten nicht vor, aber die Möglichkeit besteht, daß auch Influenza, Typhus und viele andere Leiden dieser Art die Nachkommenschaft schädigen.

Aber vielleicht muß der Begriff der Keimschädigungen noch viel weiter ausgedehnt werden; vielleicht spielt diese Ätiologie bei der Entstehung nervöser Konstitutionen eine Rolle, die über die Wirkung von Infektionen und Intoxikationen noch erheblich hinaus geht. Es ist geradezu wahrscheinlich, daß schwere erschöpfende und daß Allgemeinkrankheiten, wie Karzinose (Naecke), Arthritis, Gicht, Diabetes, Anämie, Leukämie und Chlorose (Binswanger) und daß schwächende Momente überhaupt die nervöse Widerstandskraft des nächsten Geschlechts zu vermindern vermögen[1]). So führt Binswanger Erfahrungen an, die deutlich für eine Entstehung einer neuropathischen Anlage aus intrauterin erlittenen Schädlichkeiten sprechen — schnelle Geburtenfolge und Zwillingsgeburten z. B. kommen dabei in Betracht, Vorgänge also, deren Bedeutung für die Lebensfähigkeit der Kinder ganz feststeht (v. d. Velden u. a.). Ja möglicherweise lassen sich auf diese Weise manche Behauptungen aufklären, die wohl oft bestritten, aber nie widerlegt sind; so die, daß zu hohes oder zu niederes Alter der Eltern (Morel, Orchansky, v. d. Velden) den Kindern verhängnisvoll werden könnten[2]), oder daß gerade die Erstgeborenen so häufig körperlich und geistig minderwertig seien (Orchansky, Pearson, Crzellitzer). Auch die Angabe Le Gendres, nach der die „enfants de siège", die während der Belagerung von Paris gezeugten Kinder, besonders stark degeneriert gewesen sein sollen (Féré), würde hierher gehören. Es spricht doch vieles dafür, daß Momente, die während der Gravidität das psychische oder das physische Gleichgewicht der Mutter stören, auch für die nervöse Gesundheit der Kinder nicht gleichgültig bleiben.

Endlich aber vermöchte diese Auffassung vom Wesen der Keimschädigungen möglicherweise das Verständnis der Tatsachen zu fördern, die zu der Lehre vom **„Polymorphismus"** der Vererbung Veranlassung gegeben haben. An und für sich — das wird niemand bestreiten können — steht diese Lehre mit den Tatsachen der biologischen Vererbungslehre sehr wenig im Einklang. Die Annahme, „daß die neuropathische Prädisposition die Matrix für die Entwicklung der verschiedenartigsten Nerven- und Geisteskrankheiten darstellt; daß aus ihr einerseits während eines Individuallebens jede Neurose oder Psychose hervorgehen kann, und andererseits die Nachkommen neuropathischer und neurasthenischer Individuen den Keim für die mannigfachsten Nerven- und Geisteskrankheiten bergen können" (Binswanger) — diese Annahme ist nur unter der Voraussetzung möglich, daß Vererbung im biologischen Sinne und pathologische Heredität nicht wesensgleich sind. Aber schon die Namen

[1]) Vgl. auch die Ausführungen auf S. 25 und 29.

[2]) Die Angabe von Marro und A. Canzer: daß Melancholische von alten, Manische von jungen Eltern erzeugt würden, sei nur als Kuriosum mitgeteilt.

der Autoren, die Binswangers Ansicht teilen (Esquirol, Moreau, Morel, Legrand du Saulle, Griesinger, Schüle, v. Krafft-Ebing, Magnan, Ribot, Jolly, Nothnagel, v. Strümpell, Graßmann, Ziehen, Déjérine, Féré u. a.) bürgen für die Richtigkeit der Tatsachen, auf die sie sich stützt. Moebius hat diesen Tatbestand so ausdrücken wollen, daß er die Neurasthenie als den Urschleim bezeichnete, aus dem sich die mannigfachen Formen der endogenen Nerven- und Geisteskrankheiten entwickelten. Das ist gewiß falsch — für viele dieser Krankheiten haben zweifellos die wirklichen „Vererbungs“-gesetze Geltung, sie werden nur gleichartig übertragen und erleiden beim Übergang von einer Generation zur anderen keine Umwandlung. Aber für manche Leiden liegen die Dinge allerdings anders, und vielleicht ist die neuropathische Anlage gerade deshalb so häufig und so proteusartig vielgestaltig, weil es — in den zahllosen Formen der Keimschädigung — so mannigfache Ursachen ihrer Entstehung gibt. Sehr zahlreiche sog. Neuropathen und Neurastheniker sind doch einfach körperlich schwächliche und nur deshalb auch nervös weniger rüstige Menschen. Head, Gamble und Ribbert sehen das Wesen der neuropathischen Anlage geradezu in einer Erkrankung innerer Organe, und Lundborg und Laiquel-Lavartine nehmen als Sitz dieser Erkrankung die Parathyreoidea in Anspruch. Das wären körperliche Leiden, die das Nervensystem erst sekundär in Mitleidenschaft ziehen. Natürlich, wenn es eine einheitliche körperliche Ursache der Neuropathie gäbe, dann könnte diese vererbt werden. Das ist aber doch wohl kaum wahrscheinlich, und wahrscheinlicher ist jedenfalls, daß mehrere somatische Grundlagen der nervösen Disposition existieren. Vermag diese Disposition aber durch Keimschädigung zustande zu kommen, so werden die betroffenen Menschen ihre körperliche Schwäche zwar nicht „vererben“, wohl aber wieder auf dem Wege der Keimschädigung übertragen können. Und deshalb wird sich die Form, in der ihre eigene nervöse Unzulänglichkeit auftrat, bei ihren Nachkommen nicht wiederholen oder jedenfalls nicht wiederholen müssen. So versteht sich bei dieser Auffassung des Vorganges der Polymorphismus beinahe von selbst; denn für sekundäre nervöse Symptome — erinnert sei z. B. an die nervösen Folgen erschöpfender Krankheiten — werden wir eine für alle Individuen geltende Identität nicht erwarten dürfen.

Jedenfalls scheinen hier nicht unbedenkliche Quellen der Entartung gegeben zu sein. Wir wissen nicht, wie häufig sie sind, und wie stark sie fließen, und, was beinahe noch wichtiger ist, auch die Grenzen ihres Einflusses sind uns heute noch ganz unbekannt. Daß Lues und Alkohol die zweite Generation [1]) verkümmern lassen, das steht fest; erstreckt sich ihre schädliche Wirkung unter Umständen noch weiter?

Die Antwort auf diese für das Degenerationsproblem natürlich ungemein wichtige Frage erscheint vielen als selbstverständlich. Wo von Keimvergiftungen die Rede ist, wird gewöhnlich eine unaufhaltsame Durchseuchung ganzer Geschlechter als unvermeidlich vorausgesetzt. Auch wir haben von einer solchen weiteren Übertragung über die zweite Generation hinaus oben als Möglichkeit gesprochen. Es muß aber hinzugefügt werden, daß eine

[1]) Im folgenden ist durchgehend als erste Generation diejenige bezeichnet, die sich durch Alkoholmißbrauch oder durch Infektion selbst vergiftet hat.

Notwendigkeit für diese Annahme nicht vorliegt. Die Keimvergiftung besteht doch in einer Vergiftung des werdenden Kindes; dessen eigene Keimzellen brauchten darum nicht selbst zu erkranken. Binswanger nimmt an, die vom Embryo erworbenen Krankheitsanlagen könnten dann weiter übertragen („vererbt") werden, wenn die Schädlichkeit vor Differenzierung der Keimzellen eingewirkt oder aber nach der Differenzierung eine so allgemeine Entwicklungshemmung herbeigeführt hätte, daß auch die Keimzellen mit betroffen würden. Die Hypothese besitzt zweifellos viel innere Wahrscheinlichkeit. Trotzdem werden nur die Tatsachen über ihre Richtigkeit entscheiden können, und es scheint, als ob diese Entscheidung noch aussteht.

Allerdings ist zuzugeben, daß der Nachweis einer solchen weiteren Übertragung nicht leicht gelingen wird. Klinische Beobachtungen sind hier nur mit allergrößter Vorsicht zu verwerten, gerade weil es so viele und häufige Ursachen der Keimschädigung gibt, und weil sich das Auftreten einer neuen Schädlichkeit, etwa in der zweiten Generation, so schwer ausschließen läßt. Man braucht ja nur an die große Häufigkeit der Trunksucht zu erinnern, um das zu beweisen. Dazu kommt speziell für diese Vergiftung noch das, was oben schon angedeutet wurde: nicht selten wissen wir nicht, ob einer abnorm geworden ist, weil er getrunken hat, oder ob der Zusammenhang der umgekehrte war. Insofern liegen die Verhältnisse bei der Syphilis wohl etwas günstiger, aber doch auch noch schwierig genug.

Am ehesten wäre eine sichere Entscheidung der prinzipiellen Frage wohl auf experimentellem Wege möglich. Es fehlt auch nicht an Anläufen dazu, aber ein endgültiges Resultat steht noch aus. Der reinste Versuch ist der von Manfred Fraenkel, der ein weibliches Meerschweinchen vier Tage nach der Geburt mit Röntgenstrahlen behandelte und es dann später von einem gesunden Brudertier belegen ließ. Das Ergebnis waren ein totes und zwei abnorm kleine Tiere. Diese zweite Generation, miteinander gepaart, erzeugte als dritte wieder ein totes und ein ungewöhnlich kleines Tier. Dieser Erfolg scheint in der Tat ein Fortwirken der Keimschädigung auf die dritte Generation zu beweisen, aber es ist klar, daß dieser Beweis, der sich im Grunde auf die Körpergröße eines einzigen Enkeltieres stützt, noch nicht ausreicht. Nachprüfungen dieser Versuche, die ich selbst angestellt habe, sind bisher noch zu keinem Abschlusse gekommen.

Über die Wirkung des Alkohols sind ja sehr zahlreiche Tierversuche angestellt worden, aber ohne daß die Frage völlig geklärt worden wäre. Die Experimente wurden gewöhnlich über die zweite Generation hinaus nicht fortgesetzt; wo es doch geschehen ist, da sind die Resultate nicht durchsichtig oder aber die Versuche sind zu wenig zahlreich gewesen (Combemale), als daß ihnen wirkliche Beweiskraft zugesprochen werden könnte.

Aber für die Syphilis, wird man einwenden, liegen doch die bekannten Untersuchungen von Fournier vor. In 45 Familien, in denen Vater oder Mutter oder beide Eltern schon angeboren-luetisch waren, lieferten 145 Schwangerschaften 82 Aborte oder tote Kinder, und von den 63 lebenden zeigten 61 zahlreiche Mißbildungen von der Art, wie wir sie als Stigmata hereditatis anzusehen pflegen. Diese Untersuchungen, deren Bedeutung für das Degenerationsproblem sich von selbst versteht, sind seither mehrfach nachgeprüft worden, so daß sich Finger, der im Jahre 1900 die bis dahin vorliegenden Publikationen zusammenstellte, auf ein sehr ansehnliches Material stützen konnte. Seine Resultate, die bisher unseres Wissens durch spätere Arbeiten nicht modifiziert worden sind, weichen nun von denen Fourniers doch nicht unerheblich ab. Nach Finger ist die Übertragung echter virulenter Syphilis auf die dritte [1]) Generation theoretisch möglich, aber bisher nicht einwandfrei nachgewiesen; was aber die Schädigung dieser Generation durch syphilotoxische, dystrophische Störungen angeht, so hat Finger überzeugend gezeigt, daß der Begriff dieser Störungen bis dahin nicht genau genug präzisiert gewesen war, und daß das, was so genannt wurde, nicht als charakteristisch für Lues angesehen werden kann. Dieselben Anomalien kommen auf der Basis der Tuberkulose, der Alkohol- und Bleivergiftung und sogar da vor, wo selbst diese ätiologischen Momente nicht nachweisbar sind. Außerdem aber finden sie sich wiederum auch bei Kindern, die wirkliche, virulente Syphilis durch ihre Amme akquiriert haben. Alles in allem hält Finger, wie erwähnt, eine syphilogene Entartung der dritten Generation nicht für sichergestellt, betont dagegen die Häufigkeit lebensunfähiger Kinder in dieser und sogar noch in der folgenden Generation.

Die Akten über diese Frage sind also noch nicht geschlossen. In jedem Falle ist die Syphilis als eine der wesentlichen Ursachen der Entartung anzusehen. Aber ob die dadurch bedingte Gefahr wirklich so ungeheuer groß ist, wie sie oft dargestellt wird, und wie sie sein würde, wenn das Gift endlos ganze Geschlechter verderben könnte, das ist noch zweifelhaft. Ein Ziel ist dieser Durchseuchung jedenfalls gesetzt: eben durch die höhere Sterblichkeit in luetischen Familien. Gilt etwas ähnliches für alle Keimvergiftungen, so werden wir allzu pessimistische Befürchtungen wenigstens über eine qualitative Verschlechterung der Art aufgeben dürfen. Wenn alle so geschädigten Geschlechter schließlich aussterben — sofern sie nicht genesen —, dann führen die Keimvergiftungen eben ganz allgemein „weniger zur Entartung als zur Dezimierung der Rasse".

Belastungszeichen. Stigmata degenerationis.

Die Bedeutung der eben referierten Arbeiten ist mit diesem Schlusse, zu dem sie führen, noch nicht erschöpft. Schon Fourniers Untersuchungen schienen geeignet zu sein, Licht in eines der dunkelsten Gebiete der Pathologie zu bringen. Wenn körperliche Entartungszeichen, wenn die viel mißbrauchten Stigmata hereditatis durch syphilitische Toxine entstünden, so wäre ihr Wesen uns nicht mehr in demselben Maße unverständlich, wie bisher. Fingers Beobachtungen führen in dieser Beziehung sogar noch weiter. Auch Alkohol, Blei, Tuberkulose sollen zu den gleichen körperlichen Mißbildungen den Anlaß geben. Also die Belastungszeichen die Folgen von Keimvergiftungen. So würde endlich ihre Beziehung zu nervösen Leiden deutlich werden, eine Beziehung, die bekanntlich allmählich sehr zweifelhaft geworden war. Alkoholismus und Syphilis sind ja enorm verbreitet — die Resultate von Plauts, Nonnes und Hauptmanns Untersuchungen über die Serumreaktionen in luetischen Familien übertreffen wohl selbst die trübsten

[1]) Vgl. oben S. 39. F. selbst spricht von 2. Generation.

Erwartungen — und daß sie körperliche und psychische Minderwertigkeit der Deszendenz überhaupt bewirken können, steht zum mindesten seit den eben genannten Untersuchungen außer Frage. Zweifelhaft bliebe nur, ob alle Belastungszeichen auf diese oder ähnliche Weise zustande kommen, und ferner wiederum das: ob durch Keimvergiftung hervorgerufene Anomalien dieser Art auch auf spätere Geschlechter noch übergehen. Wäre das nicht der Fall, so würde die Lehre von den Belastungszeichen eine Gestalt annehmen müssen, die von ihrer ursprünglichen sehr weit abwiche.

Auf die Geschichte dieser Lehre soll hier nicht näher eingegangen werden. Sie hat sich bekanntlich in einem verhängnisvollen Zirkel bewegt. Seitdem (durch Griesinger) der Begriff der neuropathischen Disposition in die Pathologie eingeführt war, lag es nahe, nach körperlichen Anhaltspunkten für die Erkennung einer solchen Anlage im einzelnen Falle zu suchen. So wurde ein Stigma hereditatis nach dem anderen beschrieben, und — was der ganzen Hereditätsforschung verhängnisvoll geworden ist — diese Entartungszeichen selbst wurden dann wieder beim Suchen nach neuen Formen ererbter Nervenleiden als Wegweiser benutzt. So verständlich gerade in der Psychiatrie der Wunsch nach objektiv faßbaren Symptomen erscheint, so unbegreiflich ist doch die Kritiklosigkeit, mit der Jahre hindurch die Beantwortung der Vorfrage versäumt worden ist, wie denn eigentlich somatische Belastungszeichen und psychopathische Anlage zusammenhängen sollten. Dann freilich ist ein Umschwung eingetreten. Namentlich seitdem R. Sommer seine Stimme gegen „die Ausschreitungen der morphologischen Richtung“ erhoben und uns den „Ausweg aus diesem diffusen Nebel von Maßen, Zahlen, Tabellen, Formen und Typen“ gewiesen hat, haben sich die Proteste gegen diese Entwicklung so gehäuft, daß es fast peinlich ist, die dabei angeführten Gründe wiederholen zu müssen. Hier soll nur das Notwendigste gesagt werden.

In tatsächlicher Hinsicht haben die Anatomen, L. Stieda an ihrer Spitze, gezeigt, daß die meisten sog. „Entartungszeichen“ nichts sind als gewöhnliche Varietäten, die gegen die geistige Gesundheit des damit behafteten Menschen selbst dann nichts beweisen würden, wenn sie das Gehirn selbst beträfen. Für eines der populärsten „Stigmata“, z. B. das Darwinsche Spitzohr, hat Schwalbe nachgewiesen, daß es nicht einmal eine atavistische Bildung, sondern eine gewöhnliche Eigentümlichkeit des Menschen darstellt, die nur in der kleineren Zahl der Fälle vermißt wird. Übrigens müssen auch die eifrigsten Vorkämpfer der ganzen Lehre, wie Naecke z. B., zugeben, daß ganz ohne Belastungszeichen kaum ein gesunder Mensch angetroffen wird. Nun wissen wir aber ferner durch de Lapouge und Niceforo, daß arme und in unhygienischen Verhältnissen lebende Menschen mehr von diesen „Signalen der Belastung“ aufweisen als wohlhabende, und gerade auf die körperliche Degeneration bezog sich die Feststellung der englischen Entartungskommission (vgl. später S. 81), die Entartung sei ein Ernährungs- und Wohnungsproblem. Das ist eine Feststellung, die zu den Resultaten Fourniers, Fingers, Nonnes und Hauptmanns immerhin gut stimmen würde, die aber gar nicht zu der Anschauung paßt, nach der die Träger gehäufter „Degenerationszeichen“ die Opfer einer ererbten und weiter vererbbaren Entartung sein sollen.

Ist diese Anschauung aber doch richtig, so muß sich der Zusammenhang zwischen der psychopathischen Anlage und den körperlichen Anomalien, wenn auch nicht in jedem einzelnen Falle, so doch grundsätzlich nachweisen oder wenigstens wahrscheinlich machen lassen. Bisher ist dieser Nachweis nicht erbracht worden. Allerdings hat es eigentümlicherweise bis vor nicht allzu langer Zeit auch an jedem Versuch dazu gefehlt. Man hatte sich einfach mit dem Zusammentreffen begnügt. Erst Beobachtungen, wie die von R. Sommer, in der drei idiotische Brüder die ihnen gemeinsame Schädeldifformität nachweislich von der Mutter, die Anlage zur Geisteskrankheit aber vom Vater ererbt hatten, erst solche Beobachtungen haben die ganze Kritiklosigkeit dieses Verfahrens ins rechte Licht gesetzt. Dazu hat sich immer mehr herausgestellt, daß ebensowohl (endogene) Geisteskrankheiten ohne „Belastungszeichen", wie „Stigmata degenerationis" ohne jede psychische Abnormität vorkommen (R. Sommer). So drängen die klinischen Tatsachen selbst zum Aufgeben oder aber zu einer wissenschaftlichen Begründung dieser Lehre von den Entartungszeichen.

Der einzige systematische Versuch zu einer solchen Begründung stammt von Wolff, der die Frage aufwarf, welche Möglichkeiten des Zusammenhanges zwischen psychopathischer Anlage und ihren angeblichen somatischen Anzeichen denn überhaupt vorlägen. Es ist klar: entweder sind beide Erscheinungen einander koordiniert, oder die eine ist der anderen untergeordnet. Eine Subordination der psychischen Krankheit wäre z. B. dann gegeben, wenn eine angeborene Schädeldifformität die Gehirnentwicklung verhindert hätte. Aber das hat mit ererbter Entartung — und nur um die handelt es sich bei dieser Lehre — doch nichts zu tun; denn selbstverständlich müssen alle nichtererbten Störungen der körperlichen Entwicklung, wie amniotische Abschnürungen und Geburtsverletzungen z. B., aus diesem Zusammenhange ganz ausgeschieden werden. Somit bleibt also nur zu fragen, ob die Entartungszeichen der Erkrankung des Nervensystems gleich- oder ob sie ihr untergeordnet sind.

Die Frage hat ein bedeutendes praktisches Interesse. Von ihrer Beantwortung wird die klinische Brauchbarkeit der Degenerationszeichen abhängen. Sind psychopathische Anlage und somatische Anomalie einfach koordinierte Erscheinungen, so kann das in diesem Zusammenhange nur heißen: sie sind Folgen der gleichen Ursache; denn ein ganz zufälliges Zusammentreffen würde jedes Interesses entbehren. Für diese Anschauung würden also abnorme Hirnanlage und abnormer Bau des übrigen Körpers nur deshalb gelegentlich vereint gefunden werden, weil ein und dieselbe Schädlichkeit die Entwicklung verschiedener Organe zu hemmen vermag. Daraus folgt ohne weiteres, daß nur eine ganz universelle Mißbildung des Körpers eine Affektion auch des Gehirnes wahrscheinlich machen kann. Sind überhaupt Teile des Körpers gesund geblieben, so kann auch das Gehirn gesund sein. Selbst mehrfache Anomalien einzelner Organe würden darüber, daß auch das Nervensystem Not gelitten hat, nur Vermutungen zulassen, Vermutungen, die eben in dem Grade zu einem begründeten Verdacht anwachsen könnten, als sich die Störungen am sonstigen Körper dem Bilde einer universellen Mißbildung näherten.

Ganz anders lägen die Dinge, wenn die Belastungszeichen am übrigen Körper von der abnormen Anlage des Nervensystems abhingen, wenn sie deren Folgen darstellten. Denn dann würde schon ein einzelnes Symptom dieser Art eine, wenn auch vielleicht geringfügige, Störung im nervösen Zentralorgan mit Sicherheit beweisen, und bei dem Träger zahlreicher Entartungszeichen dürften schwere nervöse Veränderungen mit Recht erwartet werden.

Hier setzen die experimentellen Untersuchungen von Wolff ein. Der Autor hat sich die Frage gestellt: „Kann die Nerventätigkeit einen Einfluß auf morphologische Vorgänge ausüben". An und für sich — für die Erhaltung bestimmter Organe — steht das freilich fest, wie die Muskelatrophie nach Spinalerkrankungen beweist. Wie aber ist es mit der Entstehung, mit der Bildung des Körpers, ist auch diese vom Nervensystem abhängig? Die Frage ließ sich zunächst nur auf dem Wege des Analogieschlusses beantworten, weil embryonale Vorgänge durch Experimente dieser Art nicht ohne weiteres beeinflußt werden können. Wolff fragte deshalb: „Wird die hintere Extremität eines Triton in der gleichen Weise regeneriert, wie beim unverletzten Tier, wenn die nervöse Verbindung der Extremität mit dem zentralen Nervensystem unterbrochen ist?" Seine Versuche haben die Frage bejahen lassen.

Ein Resultat also, das der Behauptung von der Bedeutung der Entartungszeichen wieder nicht günstig ist. Natürlich ist der Analogieschluß von der Regeneration auf die embryonale Entstehung der Organe nicht zwingend; aber auf der anderen Seite läßt sich nunmehr für die Beweiskraft der „Stigmata degenerationis" auch gar nichts mehr anführen. Die ganze Lehre entbehrt jedes Fundamentes. Die klinische Erfahrung zeigt, daß diese Symptome bei Geisteskranken, Psychopathen und Verbrechern etwas häufiger vorkommen als bei gesunden und rechtlichen Menschen, aber sie beweist zugleich, daß diese angeblichen „Belastungszeichen" bei Gesunden gefunden und bei wirklich schwer belasteten Kranken vermißt werden; anatomische Untersuchungen lassen die Mehrzahl dieser Symptome als normale Varianten des Körperbaues erkennen; anthropologische Studien deuten auf Beziehungen zwischen diesen Anomalien und dem sozialen Milieu, auf eine Abhängigkeit also von der Ernährungsfrage; und das Experiment endlich spricht eher gegen als für einen ursächlichen Zusammenhang von nervöser Erkrankung und körperlicher Mißbildung. Man kann die Unsumme von Arbeit, die dieser Frage gewidmet wurde, bedauern, aber man wird — trotz Naeckes Protest — zugeben müssen, daß diese Arbeit für das Problem der ererbten Entartung vollkommen nutzlos geblieben ist. Vielleicht läßt sich wenigstens ein Teil ihrer Ergebnisse verwenden, wenn es gilt, die Lehre von den Keimschädigungen und die von der in früher Kindheit erworbenen körperlichen und geistigen Minderwertigkeit auf eine gesicherte klinische Basis zu stellen.

Vererbung von Geisteskrankheiten.

Die Kritik der Belastungszeichen besitzt im Zusammenhange dieser Schrift deshalb noch eine besondere Bedeutung, weil die Geschichte dieser Lehre die analogen Schicksale der gesamten Hereditätsforschung widerspiegelt. Deshalb haben wir die Besprechung dieser Frage hier eingeschaltet; sie wird uns erlauben, den letzten Teil dieses Kapitels wesentlich kürzer zu gestalten, als es sonst möglich wäre.

Wir wollten fragen, ob die klinischen Tatsachen in dem Vorkommen einer von Generation zu Generation fortschreitenden Verschlechterung der nervösen Gesundheit eine gesetzmäßige Erscheinung haben erkennen lassen; ob es Erfahrungen gibt, nach denen nervöse Erkrankungen bei der Übertragung von den Eltern auf die Kinder schwerer und häufiger werden müssen. Mit den Keimvergiftungen wurde begonnen. Für sie ist die Antwort negativ ausgefallen. Die Keimvergiftungen schaffen nervöse Entartung, aber wir wissen nicht einmal sicher, ob eine solche Degeneration überhaupt auf viele Generationen übertragen wird; daß sie bei dieser Übertragung intensiver würde, das anzunehmen fehlt jeder Anhaltspunkt.

Aber unsere Aufgabe ist damit nicht erschöpft. Wir gingen von einer greifbaren Ursache der Entartung aus und fanden dabei, daß nur die Häufigkeit und die Tragweite dieser Ursache, der Keimvergiftungen, noch unbekannt seien. So mag es Leiden geben, die aus einer Keimschädigung hervorgehen, ohne daß wir diesen Zusammenhang zu erkennen vermöchten. Aber außerdem sind noch andere Ursachen der Degeneration denkbar, und insbesondere die oben schon berührte Frage, ob denn die Hereditätsgesetze selbst nicht Möglichkeiten der Entartung enthalten, diese Frage bedarf noch eingehender Prüfung.

Von Morels eigenem Schema braucht dabei nicht viel mehr die Rede zu sein. Als erster hat wohl Tigges gegen diese Darstellung protestiert; dann hat Neumann auf Grund seiner Erfahrung erklärt, „daß die Schilderung der auf Erblichkeit beruhenden Degenerationen, wie sie beispielsweise Legrand du Saulle gegeben habe, vorläufig als Romane aufzufassen sei". Ganz ähnlich meinte Meynert: „daß die Bedingungen der Vererbung nicht als in verstärkender Weise von Generation zu Generation wirkend angenommen werden können", während Sioli auf die Beobachtung hinwies, „daß mehrfach da, wo Entartungssymptome da waren, die Psychosen weiterer Deszendenten sich nicht nur nicht verschlechterten, sondern sogar verbesserten". Einen vermittelnden Standpunkt endlich nimmt Binswanger ein. Nach ihm kann „wohl eine fortschreitende degenerative Ausbildung neuropathischer Zustände in der Deszendenz stattfinden, aber ein für alle Fälle zwingendes Naturgesetz existiert in dieser Beziehung nicht."

Das ist das Entscheidende. Die Entartung, die aus inneren Gründen eintreten und fortschreiten muß, die gibt es nicht. Und gerade die meinte Morel. „Während die Merkmale von Rasse und Spielart bei den Tieren verschwinden und die Tierform zum ursprünglichen Typus zurücktrachtet, sobald die Einflüsse aufhören, unter denen die Abweichung entstand, haben die Degenereszenzen, einmal entstanden, die Neigung, sich zu erhalten und zu verschlimmern".

Das war — glücklicherweise — ein Irrtum. Gerade das Gegenteil ist richtig. Richtig ist, was Ribbert hervorhebt, „daß krankhafte Zustände nicht zu wesentlichen, typischen Eigenschaften des Menschengeschlechtes werden. Die Menschheit als ganzes schüttelt gleichsam die Krankheit wieder von sich ab und geht unbeirrt durch sie ihren Weg weiter".

Die Pathologie kennt unseres Wissens nur einen einzigen Fall, in dem eine Krankheit bei der Übertragung von einer Generation zur anderen ernstere

Formen annimmt; das ist der, den Bing neuerdings hervorgehoben hat: das Auftreten bestimmter familiärer Nervenleiden (hereditäre Ataxie, Brown-Séquard, progressive Muskelatrophie, Eichhorst) in immer früheren Lebensperioden. Bing ist bekanntlich geneigt, diese Leiden mit dem in solchen Familien nachgewiesenen Alkoholmißbrauch in Verbindung zu bringen. Wir hätten dann also auch hier eine Keimvergiftung vor uns und keine Vererbung.

Was wir von echter Heredität bei nervösen Krankheiten beobachten, das stimmt mit Morels Aufstellungen, wie gesagt, gar nicht überein. Und wenn die **Hereditätsforschung** diese Anschauungen nicht schon viel früher widerlegt hat, so lag das nur an den Mängeln ihrer eigenen Methode. Erst in den letzten Jahren ist ja das stolze Gebäude, das die psychiatrische Erblichkeitslehre einst errichtet hatte, Stück für Stück abgetragen worden. Heute ist es natürlich leicht zu sagen, daß es nie hätte errichtet werden sollen. An warnenden Stimmen autoritativer Männer hat es jedoch auch früher nicht gefehlt. So schrieb Virchow schon vor Jahrzehnten: „Die Erblichkeit würde ein vortreffliches Kriterium sein, wenn wir etwas mehr von dem Wesen der Vererbung wüßten. Leider wissen wir davon so wenig, daß in der Regel nur ein statistischer Nachweis dafür geliefert wird. Man ist jedesmal geneigt, eine Eigenschaft als eine erbliche zu betrachten, wenn sie sich im Laufe aus einander hervorgehender Generationen wiederholt. Je häufiger sie auftritt, um so sicherer erscheint sie als eine erbliche. Aber gerade in derjenigen Wissenschaft, welche praktisch am meisten mit der Frage der Erblichkeit befaßt ist, in der Pathologie, hat die Erfahrung gelehrt, wie unsicher das Merkmal der Wiederholung ist. Unser Jahrhundert hat in dieser Beziehung die herbsten Lehren gebracht. Solange man die Krätze für eine Dyskrasie hielt, fand man keine Schwierigkeit, auch eine erbliche Krätze zuzulassen. . . . Als ein wahres Muster einer erblichen Krankheit galt seit uralter Zeit der Aussatz, für den noch vor einem Menschenalter die norwegische Regierung ein allgemeines Verbot der Eheschließung aller Mitglieder aus verseuchten Familien plante . . . .“

Trotz dieser Warnung meinte v. Krafft-Ebing, daß „die Ätiologie des Irreseins wohl besser bekannt sei, als die der meisten übrigen Krankheiten“; Déjérine sah in jeder Form geistiger Erkrankung „une affection toujours héréditaire“ und Trélat verstieg sich sogar zu dem Satz: l'hérédité est la cause des causes. Meynert aber erklärte es schon damals für kritiklos, „eine Denkweise über die Ätiologie“ zuzulassen, „welche einen ganz mystischen, aller mechanischen Angriffspunkte entbehrenden Begriff der Erblichkeit in fast urteilloser Weise verallgemeinert“.

Aber auch dieses kräftige Wort hat die einmal eingeleitete Bewegung damals nicht aufhalten können, und erst viel später haben solche kritische Stimmen allgemeines Gehör gefunden.

Den Hauptfehler aller dieser älteren Untersuchungen hatte, wie gesagt, schon Morel selbst begangen. Natürlich müssen, wenn die erblichen Beziehungen der Geisteskrankheiten festgestellt werden sollen, sorgfältig alle diejenigen Fälle ausgeschieden werden, bei denen sicher eine äußere Ursache, wie Syphilis oder Alkohol, die Hauptrolle gespielt hatte. Morel aber warf Kretinismus, Paralyse und Alkoholismus mit allen übrigen Psychosen zusammen. Dazu kam aber noch anderes. Allgemeingültige Resultate konnten so lange nicht gewonnen werden, als unter den einzelnen Untersuchern keine Einigung über den Begriff der erblichen Belastung erzielt war. Diese an sich selbstverständliche Forderung jedoch war und ist praktisch nahezu unerfüllbar; sie verlangt geradezu, daß die Resultate der ganzen Arbeit vorweggenommen werden; denn was als belastend gelten muß, das eben sollte gerade die Hereditätsforschung erst feststellen. Und doch kann auf diese Forderung nicht verzichtet werden; hat doch Wagner v. Jauregg (aus den Zahlen von Diem und Jenny Koller) nachgewiesen, daß manches, was früher als belastend gegolten hatte, im Gegenteil da, wo es sich um die Anlage zu Geisteskrankheiten handelt, geradezu als immunisierende Eigenschaft aufgefaßt werden muß. Nervenkrankheiten und Apoplexien z. B. finden sich in der Aszendenz von psychisch Gesunden viel häufiger als in der von Geisteskranken.

Schon aus diesem Grunde — weil der eine den Begriff der Belastung eng, der andere ihn weit faßte — war es nur natürlich, wenn hier (Jarvis) 4 und dort (Moreau) 90 Prozent aller Geisteskranken als belastet bezeichnet wurden. Aber nicht nur das war strittig, was belastet, ob nur Psychosen oder auch moralische Entgleisungen z. B., sondern auch, wer als belastend anzusehen ist. Wie weit darf der Kreis der Familienangehörigen ausgedehnt werden, deren Anomalien die Zukunft eines Menschen als bedroht erscheinen lassen? Das ist ja doch von vorneherein klar, daß in der Geisteskrankheit eines Vetters nicht dieselbe Gefahr zum Ausdruck kommen kann, die in der Psychose des Vaters oder der Mutter vielleicht gelegen sein mag.

Diese Erwägungen, die besonders von R. Sommer, Moebius und Hoche angestellt wurden, sind zum Ausgangspunkt der Forschungen geworden, die dann die ganze Erblichkeitslehre erschüttert und von Grund auf umgestaltet haben. So wurde endlich auch der Kardinalfehler der Erblichkeitsstatistiken aufgedeckt, die fast alle versäumt hatten, die Gegenprobe vorzunehmen. Als man sie nachholte, ergaben sich überraschend geringe Unterschiede zwischen den hereditären Verhältnissen von Geistesgesunden und Geisteskranken; Diem fand z. B. 78,2 % erbliche Belastung bei den Insassen einer Irrenanstalt und 66,9 % bei einer gleich großen Gruppe von gesunden Menschen, und Jenny Koller gewann ganz analoge Resultate. Allerdings ändert sich dies Verhältnis, sobald nur die erblichen Beziehungen zu den Eltern berücksichtigt werden. Als in dieser Weise belastet erwiesen sich in derselben Statistik 33,0 % der Gesunden und 50,3 % von den Kranken.

Nach den allgemeinen Vererbungsgesetzen der Biologie verstehen sich diese Resultate ja beinahe von selbst, aber sie zeigen zugleich, daß sich die Hereditätsfragen der Psychiatrie auf statistischem Wege sehr wahrscheinlich überhaupt nicht werden lösen lassen.

„Von den sogenannten Erblichkeitsstudien“ (schreibt Bateson, übrigens in voller Übereinstimmung mit Johannsen), „wie sie im weiteren Verfolg von Galtons nichtanalytischer Methode und unter Führung Pearsons und der englischen biometrischen Schule ausgeführt wurden, zu sprechen, ist jetzt kaum mehr nötig. Daß derartige Studien schließlich zum weiteren Ausbau der statistischen Theorie ganz gut dienen mögen, kann nicht geleugnet werden. Aber in ihrer Anwendung auf die Probleme der Erblichkeit lief die ganze Arbeit schließlich nur auf eine Verschleierung der Dinge, die sie offensichtlich enthüllen sollte, hinaus. Eine nur oberflächliche Kenntnis der Naturgeschichte der Erblichkeit und Variation mußte schon genügen, um Zweifel an der Grundlage dieser fleißigen Untersuchungen entstehen zu lassen. Denen, die in späterer Zeit einmal sich mit dem Studium dieser Episode in der Geschichte der biologischen Wissenschaften beschäftigen werden, wird es unbegreiflich erscheinen, daß ein auf so ungesunder Grundlage aufgebautes Werk so respektvoll von der gelehrten Welt aufgenommen wurde".

Man wird nicht sagen können, daß diese harte Kritik die psychiatrische Hereditätsstatistik weniger träfe, als die Untersuchungen, gegen die sie ursprünglich gerichtet wurde. Die Grundlage war falsch, statistisch lassen sich die erblichen Beziehungen der Geisteskrankheiten nicht klar stellen. Vor Bateson hatte das, und zwar mit spezieller Anwendung auf die Psychiatrie, schon der Genealoge Ottokar Lorenz überzeugend nachgewiesen. Die statistische Methode, die wahllos alles Krankhafte in der Aszendenz eines Menschen zusammensuchte, ohne nach inneren Zusammenhängen zu forschen, mußte hier ebenso versagen, wie die Methode der Stammbäume. Denn auch diese unterstrich, indem sie von den zahllosen Ahnen eines Patienten gerade einen pathologischen herausgriff und dessen Deszendenz darstellte, die krankhaften Momente und ignorierte die gesunden.

Ganz allgemein steht heute fest, daß diese Methoden für einen so diffizilen Gegenstand viel zu grob waren. Weder die zählende noch die graphische Methode ist imstande, die verwickelten Verwandtschaftsverhältnisse eines Menschen genau darzustellen. Wenige Beispiele genügen, um das zu zeigen.

Selbstverständlich wird die Tatsache der geistigen Erkrankung eines Menschen für seine Anverwandten dann eine ganz andere Bedeutung besitzen, wenn das kranke Individuum der einzige Vertreter einer Generation, als wenn es das allein abnorme unter zahlreichen gesunden Geschwistern gewesen ist. Und was noch wichtiger ist: die schädigenden Einflüsse, die ein belasteter Mensch auf seine Nachkommen überträgt, werden wirksamer sein, wenn der andere Ehegatte ebenfalls aus abnormer Familie hervorgegangen oder gar selbst abnorm ist, als wenn sich krankes „Blut" mit gesundem vermischt. Deshalb ist der Versuch so absurd, alles, was an pathologischen Zügen in der Aszendenz eines Menschen nachweisbar ist, zusammenaddieren und nun in einem psychiatrischen Kurszettel die Gesamtbelastung in Prozentzahlen darstellen zu wollen.

Aus ganz ähnlichen Gründen dürfen jedoch auch die Ahnen- und Sippschaftstafeln, auf deren Wert uns Lorenz hingewiesen hat, nicht überschätzt werden (R. Sommer, Stromayer). Sie ignorieren die Seitenzweige, und die latente Belastung durch einen Ahnen z. B., der selbst anscheinend gesund, aber Bruder mehrerer Psychopathen war, würde in diesen Tafeln nicht zum Ausdruck kommen.

Zudem sahen wir schon früher, daß eine fortschreitende Verdünnung der Erbeinheiten derart, daß jedem Ahnen je nach seiner Entfernung in der Stammtafel ein ganz bestimmter Einfluß zukäme (Galton, Lorenz), nicht angenommen werden darf (Sommer, Stromayer, Ziegler). Sehr häufig läßt sich eine Konstanz der Vererbung feststellen, die mit dieser Anschauung schlechterdings nicht vereinigt werden kann. Übrigens hat Lorenz in anderem

Zusammenhange selbst auf diese Konstanz aufmerksam gemacht; nur wollte er die in manchen Familien nachweisbare Wiederkehr bestimmter körperlicher und seelischer Qualitäten — er erinnert an Bezeichnungen wie „ein echter Scipio" usf. — auf ein Überwiegen der männlichen Keime zurückführen. Aber die Erfahrung lehrt, daß solche typischen Züge auch in weiblichen Linien vererbt werden können, und daß dann die väterlichen Anteile genau so unterdrückt werden, wie in anderen Fällen die mütterlichen. Das gilt auch für das Gebiet der Pathologie, und von einer degenerierten Familie, die durch Jörger sehr bekannt geworden ist, der des Paul Alexius Zero, steht es sogar ganz fest, daß ihre abnormen Qualitäten von der mütterlichen Seite stammten.

Somit lassen sich die Voraussetzungen zur Erkenntnis von Vererbungstatsachen innerhalb der Familien nur durch eine Vereinigung beider Methoden schaffen, nämlich durch eine Untersuchung der Stammbäume, d. h. der Deszendenz bestimmter Elternpaare, und der Ahnenreihen (Aszendenz) bestimmter Personen im Sinne eines Systems der Blutsverwandtschaft (R. Sommer). Sommers eigene Untersuchungen können darin als Vorbild dienen, ebenso wie sie die enormen Schwierigkeiten veranschaulichen, mit denen diese Familienforschung zu rechnen hat.

Die Ergebnisse dieser modernen Hereditätsforschung[1]) nun bestätigen zunächst alles das, was aus der biologischen Erblichkeitslehre bereits bekannt ist. Selbst für auffallende Einzelheiten, wie der neuerdings von Merzbacher studierte und von der Bluterkrankheit her geläufige Vererbungsmodus z. B. eine darstellt, besitzt die „normale" Erblichkeit Analogien. Für unsere Zwecke entbehren aber diese Details ebenso des Interesses, wie die namentlich von Orchansky studierte Frage, ob bei der pathologischen Heredität der väterliche (Hufeland, Ullrich, Eichholt, Orchansky) oder der mütterliche (Esquirol, Bailly, Hoffmann, Meynert, Schüle, Baillarger) Einfluß überwiegt oder ob ein solcher Unterschied überhaupt nicht besteht (Petit, Gintrac, Montyel). Für uns ist wichtig wieder nur die Entscheidung, ob es eine progrediente pathologische Heredität gibt.

Ein Beispiel dafür lernten wir kennen; das, das Bing anführt und für das er ein exogenes Moment verantwortlich macht. Das würde also hierher nicht gehören. Was die Hereditätsforschung sonst ergeben hat, das gibt in gewissem Sinne Riegers pessimistischen Worten recht: „Das, was man wissen muß: — nämlich, daß in einer und derselben Blutsverwandtschaft sich zuweilen für einige Generationen psychische Erkrankungen stark anhäufen — dies weiß man auch so schon. Dann verschwindet diese Erscheinung aber auch wieder in der nächsten Generation . . ."

Nun, etwas mehr weiß man vielleicht doch. Das Wichtigste, was die Familienforschung aufgedeckt hat, ist wohl das, was Stromayer in dem Satz ausdrückt: „Wir sehen, daß weder einseitige schwere erbliche Belastung, noch Inzucht, noch konvergierende Belastung schlechthin zur Degeneration führen müssen, sondern daß nur das Zusammentreffen zweier familiärer gleichsinniger Erbschaftscadres verhängnisvoll wird".

Alle anderen Ergebnisse treten hinter diesem an Bedeutung zurück,

[1]) Vgl. die letzten vorzüglichen Darstellungen von Jendrassic und Higier.

aber sie ergänzen und illustrieren zum Teil dieses Hauptresultat. Stromayer hat 56 Stammbäume kranker Geschlechter mit 1338 Mitgliedern untersucht. Ein Drittel dieser Mitglieder „schwerstdurchseuchter" Familien ist gesund geblieben. In anderen Familien aber tauchte oft genug ein- oder zweimal eine Geisteskrankheit auf, ohne daß die Deszendenz geschädigt wurde. Und da, wo schwere Belastung vorlag, nahm die Degeneration nicht zu, sondern ab und sprang auf die ethische Seite über; man fand dann Verschwender, Vagabunden, Verbrecher. Aber auch eine völlige Erschöpfung der Entartung wurde, und zwar ohne Kreuzung mit gesundem Blut, beobachtet.

Das bestätigt die Erfahrungen anderer Autoren und bestätigt zugleich die biologischen Erblichkeitsgesetze. Diese Gesetze führen an sich nicht zur Degeneration, sondern zur Regeneration. Nicht die von Geschlecht zu Geschlecht zunehmende Verstärkung oder die unaufhaltsame Ausbreitung endogener Krankheitsanlagen ist die Regel, sondern eine fortgesetzte Verdünnung. Der Einzelne ist das Produkt zahlloser Erblichkeitsfaktoren, von denen jeder einzelne wirksam werden kann, keiner es zu werden braucht. Es ist eine Legende, daß die pathologischen Anlagen dabei grundsätzlich überwiegen, sie haben wohl genau die gleichen Chancen wie die gesunden, und deshalb besteht eine gewisse Wahrscheinlichkeit der Erkrankung nur für den, der von beiden Eltern in gleichsinniger Weise belastet ist.

Also nicht einmal die viel gefürchtete gehäufte Belastung als solche, sondern nur das Zusammentreffen identischer pathologischer Erbanlagen bedeutet eine Gefahr. So viel sonderbare Käuze, Erfinder, in Amerika Verschollene, nervös Erregbare, hitzige, jähzornige, verschrobene Naturen, so viel Suicide und Fälle von Trunksucht sich in psychopathischen Familien auch finden, zu eigentlichen Psychosen, zur Degeneration kommt es erst nach der Vereinigung von zwei solchen Familien (Stromayer). Auch der Glaube, daß die Gefahr der Erkrankung eines belasteten Menschen um so größer sei, je näher er in der Ahnenreihe dem pathologischen Erblasser steht, auch dieser Glaube ist, wie die Tierzüchter längst wissen, falsch. „Für die Nachkommenschaft eines Individuums kommen weniger dessen Qualitäten als viel mehr die Chancen in Betracht, die seine Ahnentafel gibt". „Ein guter Stammbaum scheint individuelle Fehler aufzuwiegen" (Stromayer).

Stromayer teilt verschiedene Beispiele aus der Geschichte mit, die diese Sätze illustrieren. Ein einziges mag wiedergegeben werden. Karl II. hat Johanna die Wahnsinnige fünfmal auf der Vaterseite und neunmal auf der Mutterseite unter seinen Ahnen und bringt trotz zweimaliger Heirat die spanische Linie auf den Aussterbeetat. Leopold I. dagegen, der dieselbe Ahnfrau neunmal zählt, führt das Haus Habsburg-Lothringen mit drei Frauen in 16 Kindern zu hoher Blüte. Der Grund ist: Leopolds I. Großeltern väterlicherseits waren Geschwisterkinder und seine Eltern desgleichen. So wird der festgeschlossene Wittelsbacher „Inzuchtblock" in ihm verstärkt und vermag nun das Erbgut der Johanna unwirksam zu machen. Bei Karl II. jedoch wird gerade das Habsburger Blut konsolidiert, und so überwiegt dieses über das der Wittelsbacher.

Die Erklärung dieser Erscheinungen, so überraschend sie zunächst wirken, ist heute nicht mehr allzu schwierig. Für alle wirklich „erblichen" Geisteskrankheiten gelten eben die biologischen Vererbungsgesetze. Man wird aus Stammbäumen manisch-depressiver Familien z. B. nie etwas anderes herauslesen können, als daß diese bestimmte pathologische Anlage einen Baustein darstellt, der verwendet werden kann wie jeder andere auch. Ob man das Schicksal der Habsburger Lippe oder das einer Psychose in einer Familiengeschichte verfolgt, das Resultat wird immer das gleiche bleiben. Der Fehler, der das Ergebnis für die Psychiatrie früher so oft getrübt hat, war nur der, daß man so oft „zufällig" (sit venia verbo) auftretende Störungen mit den vererbten in Zusammenhang gebracht hat. Auch heute sind wir gegen diesen Irrtum nicht gefeit, denn wir besitzen noch keine natürliche Systematik der Psychosen und wissen nicht, welche von ihnen zusammengehören. Aber daß nur diese, daß nur verwandte Störungen sich bei der Vererbung „ablösen" können, das steht heute schon fest. Schon Voltaire, Ribot, Morel und Legrand du Saulle kannten die gleichartige Vererbung der Anlage zum Suicid. Seitdem haben die Untersuchungen von Tigges, Sioli, Harbotta, Vorster, Förster, Fitschen und Kreichgauer festgestellt, daß für alle endogenen Psychosen gilt, was für die Melancholie zuerst nachgewiesen war. Die endogenen Psychosen sind aber die einzigen, die wirklich „vererbt" werden können. Und so gibt auch Stromayer, der für den Polymorphismus der Vererbung eintritt, das zu: daß sich intellektuelle und affektive Psychosen in geradezu frappanter Weise ausschließen.

Vererbt sich aber die Anlage zu Seelenstörungen stets nur in der gleichen Form, dann ist es klar, daß das Vorkommen von zwei ungleichartigen Geisteskrankheiten in der Aszendenz eines Menschen seine eigene Gesundheit nicht sehr viel stärker zu gefährden vermag, als es jede dieser Krankheiten für sich tun würde. Es ist, als ob er mit der Anlage zur Gicht und mit der zu einer Muskeldystrophie behaftet wäre. Er kann von der Krankheit des einen oder von der des anderen Ahnen befallen werden, wie er seine Augenfarbe von dem einen oder dem anderen erben kann; aber an keiner dieser Psychosen muß er erkranken. Ganz anders, wenn die Leiden beider Ahnen von der gleichen Art waren; dann allerdings vermag die so verstärkte Krankheitsanlage übermächtig zu werden, und ihre Chancen, die gesunden Keime der übrigen Deszendenz zurückzudrängen, werden wachsen.

Es braucht kaum erst gesagt zu werden, daß auf diese Weise auch die Bedeutung klar wird, die die **Inzucht** für die Pathologie besitzt. Die Inzucht verstärkt die vorhandenen Vererbungstendenzen, gute wie schlechte, und nur dadurch wirkt sie. Sie führt zur Verbesserung der Art, wie sie zur Degeneration führt: durch Addition schon existierender Anlagen.

Die populären Auffassungen über die Wirkungen der Inzucht weichen von dieser Ansicht allerdings weit ab: Alle möglichen Krankheiten und Mißbildungen, dazu moralische und intellektuelle Minderwertigkeit und endlich eine Abnahme der Fruchtbarkeit sollen in ihrem Gefolge auftreten. Esquirol behauptete, die Geisteskrankheiten seien in England besonders unter den Katholiken, in Frankreich namentlich in den vornehmen Familien häufig, eben weil in diesen so häufig Verwandtenehen geschlossen würden. Legrand du Saulle machte dieselbe Bemerkung für die Quäker in Amerika, und Benoiston war der Meinung, daß das Aussterben der vornehmen Familien, das spätestens nach drei Jahrhunderten einträte, auf der gleichen Ursache beruhte.

Das alles sind Eindrücke und Vermutungen, und so muß gefragt werden, inwieweit die wissenschaftliche Forschung diese Auffassungen bestätigt hat. Wir verfügen heute über sehr ausführliche und gründliche Untersuchungen, von denen die von Schiller-Tietz, E. Feer, Peipers und Krauß, sowie die Statistik von Mayet die vorzüglichsten sind. Wichtig ist zunächst die Feststellung, daß in der Pflanzenwelt fortgesetzte Inzucht in der Tat schädliche Folgen hat. Die betreffenden Pflanzen werden entweder für sich selbst steril, oder aber sie zeigen eine verringerte Widerstandsfähigkeit bestimmten klimatischen und anderen schädlichen Einflüssen gegenüber. Dagegen haben die Tierzüchter festgestellt, daß die Inzucht im weiteren Sinne, d. h. die Paarung von Individuen der gleichen Art geradezu notwendig ist, um eine Tierart in ihrem Charakter rein zu erhalten, und daß viele vorzügliche Rassen und Haustiere — genannt seien die Vollblutpferde und die Merinoschafe — durch lange fortgesetzte engste Inzucht oder sogar Inzestzucht entstanden sind (E. Feer). Aber nach allzu lange fortgesetzter Inzucht kommt es doch zu bestimmten Degenerationserscheinungen, wie Schwäche der Konstitution, geringe Größe, verminderte Fruchtbarkeit, Albinismus. Deshalb fordern selbst die eifrigsten Fürsprecher der Inzucht die gelegentliche Auffrischung der Zucht mit frischem Blut.

Für den Menschen scheinen die Dinge ganz ähnlich zu liegen. Die Geschichte und in Übereinstimmung damit die Erfahrungen der modernen Anthropologie machen wahrscheinlich, daß in einem Einzelvolke ohne engere Inzucht große Kulturfortschritte nicht möglich sind (Krauß). Reibmayr sagt ganz allgemein, daß die Kulturträger überall von einer Inzuchtkaste geliefert würden; diese übernähme die intellektuelle Führung und hielte sich eine Zeitlang an der Spitze des Volkes; erst dann träte eine Erstarrung innerhalb dieser Kaste und damit eine Entartung ein. So würde eine Kreuzung mit frischem Blute notwendig, wenn die ursprüngliche Leistungsfähigkeit wieder hergestellt werden sollte. Insofern könne auch die Vermischung mit anderen Rassen regenerierend auf eine bereits verbrauchte Volksart wirken und auf diese Weise einen neuen Kulturfortschritt herbeiführen. Mit anderen Worten: Die Frage lautete nicht, ob die Inzucht gut oder schlecht wirkt, sondern vielmehr, wo das Optimum der Inzucht gelegen ist (Krauß).

Um diese Frage beantworten zu können, mag zunächst an die geschichtliche Tatsache erinnert sein, daß Geschwisterehen bei den Ägyptern, Persern und den Peruanern gerade in den vornehmsten und tüchtigsten Familien sehr häufig gewesen sind. So sind in dem Hause der Ptolemäer in sieben bis acht aufeinander folgenden Generationen nur Geschwisterehen geschlossen worden, und der letzte Sproß dieser Reihe war die bekannte Königin Kleopatra. Nach Lorenz ist nichts Abnormes von den auf diese Weise entstandenen Königen bekannt geworden. Bei den Peruanern haben die Inkas sogar durch vierzehn Generationen hindurch Geschwisterehen geschlossen, ohne daß irgendwelche bedrohliche oder auch nur auffallende Erscheinungen bei ihnen zutage getreten wären (Schiller-Tietz). Aus den genealogischen Untersuchungen von Lorenz geht dann weiter hervor, daß in den meisten ländlichen Orten Europas die Menschen hundert- und tausendfach untereinander verwandt sein müssen, einfach weil die theoretische Zahl ihrer Ahnen viel größer ist, als die tatsächliche Bevölkerung in früheren Jahrhunderten gewesen war. Im übrigen lehren manche Einzelerfahrungen dieser modernen Genealogie sogar, daß die von Virchow, Ratzel und anderen gewünschte allgemeine Promiskuität eine viel gefährlichere Sache ist als die Inzucht (Krauß).

Deshalb wäre natürlich ein Zusammenhang von Inzucht und bestimmten Krankheiten doch möglich, und manche Beobachtungen machen ihn sogar wahrscheinlich. Allerdings, viele in dieser Beziehung aufgestellte Behauptungen lassen sich in exakter Weise außerordentlich schwer oder gar nicht nachprüfen. So die, daß die Kinder, die aus Verwandtenehen entsprossen sind, weniger lebensfähig wären, oder daß aus Verwandtenehen überhaupt seltener Kinder hervorgingen. Dagegen hat sich auf statistischem Wege — genannt sei noch einmal die vorzügliche Untersuchung von Mayet — feststellen lassen, daß der Prozentsatz der kranken Preußen von konsanguiner Abstammung nur bei ganz wenigen Leiden größer ist, als der Häufigkeit der Verwandtenehen überhaupt entspricht. 6,5 pro Mille aller Preußen stammen aus solchen Ehen. Betrachtet man nun die Paralytiker, Epileptiker und alle an „einfachen Seelenstörungen" leidenden Menschen, so ist die Zahl derjenigen, deren Eltern blutsverwandt waren, sogar niedriger als bei dem gesunden Durchschnitt. Nur bei der Idiotie und bei der Imbezillität liegen die Verhältnisse anders; hier ergibt sich ein Satz von 11,5 pro Mille. Ähnlich ist es bei der Retinitis pigmentosa, bei der angeborenen Taubstummheit und bei manchen selteneren Krankheiten. Hier ist also wieder die Vererbungsintensität der Krankheitsanlage offenbar dann besonders groß, wenn sie bei beiden Eltern vorhanden war. Und wie gesagt: darin liegt ein ganz allgemeines Gesetz, dem sich alle über die Inzucht bekannt gewordenen Tatsachen unterordnen lassen. Die Inzucht wirkt nicht anders, als dadurch, daß sie die vorhandenen Vererbungstendenzen zur Addition bringt. Da, wo gleiche Anlagen zusammentreffen, ob sie nun bei den Eltern manifest oder nur in latenter Form angelegt waren, überall da können diese Anlagen bei den Kindern verstärkt auftreten. Wo also schwächende Momente schon vorhanden sind, muß die Inzucht allerdings die Art noch weiter verschlechtern. Ein historisches Beispiel, das wir wieder Stromayer verdanken, zeigt das gerade für geistige Störungen besonders deutlich. Karl V. war trotz schwerer Belastung selbst gesund; sein Enkel Don Carlos dagegen war pathologisch. Seine Ahnentafel zeigt schon in der achten Reihe einen Ahnenverlust um die Hälfte, und bei ihm schneiden sich zum ersten Mal die Vererbungslinien, die von Johanna der Wahnsinnigen ausgehen.

Das ist derselbe Vorgang, der unter anderen Voraussetzungen die Entwicklung guter Eigenschaften begünstigt; denn es ist gewiß kein Zufall, wenn gerade in den führenden Familien der meisten Völker ein stärkerer Prozentsatz von Verwandtenehen nachgewiesen worden ist.

Die praktischen Konsequenzen aus diesen Feststellungen sind nicht ganz einfach abzuleiten. Jedenfalls ist die übertriebene Ängstlichkeit, die Laien in dieser Beziehung zu zeigen pflegen, nicht am Platze. Aber man wird doch zugeben müssen, daß sich die Möglichkeit latenter Krankheitsanlagen beinahe in keiner Familie ganz ausschließen läßt, und angesichts dieser Möglichkeit wird bei der Erlaubnis von Verwandtenehen zumeist doch eine gewisse Zurückhaltung geboten sein. Sehen wir aber von dieser praktischen Frage hier ab, so läßt sich als für unsere Zwecke wichtig feststellen, daß der

Inzucht beim Zustandekommen der Degeneration eine größere Bedeutung schlechthin nicht zukommen kann. Wenn durch viele Geschlechter fortgesetzte Geschwisterehen nicht zur Entartung führen, kann das gelegentliche Heiraten von mehr oder minder entfernt verwandten Vettern und Kusinen niemals eine wirklich für das ganze in Betracht kommende Verschlechterung der Art bewirken.

So bleibt denn schließlich nur noch eine mögliche Ursache für eine fortschreitende Entartung: Was qualitativ nicht geschieht, könnte quantitativ eintreten; die kranken Mitglieder der Gesellschaft könnten fruchtbarer sein als die gesunden. Auch das würde zu einer Verschlechterung des durchschnittlichen nervösen Gesundheitszustandes führen müssen.

Behauptet worden ist auch dieser Zusammenhang. Pearson ist der Meinung, die Fruchtbarkeit der Taubstummen, der Tuberkulösen, der Geisteskranken und der Verbrecher sei größer als die der normalen Menschen (ja sogar größer als die der Handwerker). Marandon de Montyel hatte schon vorher Ähnliches zu beobachten geglaubt, aber zugleich bemerkt, daß neben der erhöhten Fruchtbarkeit der nicht überhaupt sterilen Ehen eine größere Häufigkeit der ganz unfruchtbaren Ehen in belasteten Familien zu konstatieren sei. Schon dadurch würde das Gleichgewicht wohl wieder hergestellt werden, aber dazu kommt noch eine erhöhte Kindersterblichkeit in diesen Familien hinzu.

Die allgemeine Erfahrung weicht jedenfalls von den Daten Pearsons (ihre Kritik siehe oben S. 47) weit ab. Die Neigung belasteter Familien, auszusterben, wird ganz allgemein anerkannt, so allgemein, daß Sioli gegen die Übertreibung protestiert, nach der dieses Aussterben regelmäßig erfolgen sollte. Die Gründe für diesen Ausgang liegen natürlich nicht immer und vielleicht nicht einmal besonders häufig in physiologischen Verhältnissen allein (Totgeburten, nicht lebensfähige oder wenig widerstandsfähige Kinder); häufiger noch wird ein solches Geschlecht durch bestimmte psychische Eigentümlichkeiten seiner Mitglieder (Ehescheu, Egoismus, Perversionen) und durch die sozialen Bedingungen zerstört, in die seine Angehörigen, eben wegen ihrer praktischen Unzulänglichkeit, versetzt werden.

Zum Schlusse sei das Hauptergebnis dieses Kapitels noch einmal hervorgehoben. Die klinische Psychiatrie kennt zwei Möglichkeiten des Zusammenhanges zwischen der Krankheit der Eltern und der der Kinder. Die eine besteht in wirklicher Vererbung von Krankheitsanlagen, die dann natürlich auch die Eltern selbst schon ererbt hatten; die andere beruht auf einer Alteration der Keimzellen oder des werdenden Kindes. Ob es Beziehungen zwischen beiden Formen gibt oder gar Übergänge, steht dahin; möglich ist es wohl, daß Keimschädigungen zuweilen auch erbliche Krankheitsanlagen entstehen lassen, und daß auf diese Weise dauernde Abänderungen des Typus zustande kommen.

Daß aus Keimschädigungen Entartung hervorgeht, ist unbestritten. Ein gesund geborener und nicht belasteter Mensch kann eine schwer kranke Nachkommenschaft hinterlassen, wenn er syphilitisch wurde oder ein Säufer. Aber es scheint, als ob diese Degeneration sich immer bald wieder erschöpfen oder doch durch das Aussterben solcher Familien erlöschen würde. Trotzdem liegt hier eine ernste Gefahr; theoretisch kann gar nicht bezweifelt werden, daß die Ausbreitung eines einzigen Giftes oder einer einzigen Seuche genügen könnte, um ein ganzes Volk zu verderben.

Mit den wirklich hereditären Krankheiten steht es ganz anders. Sie beruhen auf Krankheitsanlagen, die nach denselben Gesetzen übertragen werden, wie eine Haar- oder eine Augenfarbe. Diese Gesetze aber führen, wie eine einfache Überlegung lehrt, an sich niemals zur **Ausbreitung** der Krankheiten; die Aussichten, „durchzuschlagen" sind für pathologische Qualitäten nicht größer als für normale. Einen gewissen Prozentsatz der Geborenen wird die schwarze Kugel treffen, die anderen werden frei ausgehen. Die Wahrscheinlichkeit der Erkrankung aber besteht nur für den, bei dessen Entstehung zwei gleichgerichtete pathologische Vererbungstendenzen zusammengetroffen waren. Das ist der Fall, wenn in kranken Familien Verwandtenehen geschlossen werden, oder wenn das Schicksal zufällig zwei in gleichem Sinne belastete Menschen zusammenführt. Da muß es dann allerdings zur Entartung kommen, aber für das Ganze wird dieser Erfolg mehr als gut gemacht durch die ständige **Regeneration,** durch das Erlöschen pathologischer Anlagen bei der Vermischung abnormer mit gesunden Familien. Daß dieser heilende Vorgang durch eine vermehrte Fruchtbarkeit psychopathischer Menschen aufgehalten würde, ist nicht bewiesen und nicht wahrscheinlich.

(Die speziellen klinischen Erfahrungen, nach denen die Gestaltung und der Verlauf bestimmter Psychosen durch die besondere Belastung, die „degenerative" Veranlagung des betreffenden Menschen modifiziert werden können (Morel, Binswanger, Zichon, Bonhoeffer, Birnbaum u. a.), werden durch diese allgemeinen Feststellungen natürlich nicht berührt. An dieser Stelle sollte auf diese Beobachtungen eben so wenig eingegangen werden, wie auf die verwandten Fragen des „degenerativen" Charakters und der „Entartungspsychosen im engeren Sinne". Es handelt sich dabei um Probleme der speziellen Psychiatrie, die mit unserer Aufgabe nur durch den gemeinsamen Namen der Entartung lose zusammenhängen. Mit der Degeneration als Vorgang haben diese Dinge, die die Eigenart bestimmter psychopathischer Konstitutionen berühren, nichts zu tun.)

V. Auslese und Entartung.

Wir haben bisher gesehen, daß weder die normalen Vererbungsgesetze noch die Regeln, nach denen Krankheitsanlagen übertragen zu werden pflegen, die Furcht vor einer allgemeinen nervösen Entartung rechtfertigen. Insbesondere hat sich herausgestellt, daß der Hauptgrund, der für das Bestehen dieser Gefahr gewöhnlich angeführt wird, auf einer irrtümlichen Voraussetzung, auf der falschen Annahme beruht, daß im Einzelleben erworbene Eigenschaften auf die Nachkommen übertragen werden können. Die Vererbung führt überhaupt nicht zur Entartung, sondern zur Regeneration, und auch die Ursache der Degeneration, deren Vorkommen an sich unbestritten ist, die Keimvergiftung schädigt nach dem bisherigen Stande unserer Kenntnisse zunächst nur die unmittelbar betroffene (zweite) Generation; eine weitere Übertragung so entstandener Störungen auf spätere Geschlechter ist möglich, aber bisher nicht bewiesen worden.

Jetzt würde noch zu prüfen bleiben, ob nicht die Erblichkeitsregeln Möglichkeiten für die Verschlechterung der Art in sich schließen, die erst unter den besonderen Lebensbedingungen der zivilisierten Menschheit und vielleicht gerade nur unter der Herrschaft unserer modernen Gesellschaftsordnung verwirklicht werden. Die Frage ist im wesentlichen identisch mit der nach der Wirkung der **Selektion.**

Wieder soll derselbe Vorgang, der nach allgemeinem Urteil unter natürlichen Bedingungen eine fortschreitende Artentwicklung bedingt, durch menschliche Einrichtungen in sein Gegenteil verkehrt, in eine Ursache der Entartung verwandelt worden sein. „Ich fand“, schrieb Nietzsche, „daß der „„gute Mensch““ eine Selbstbejahungsform der décadence ist“. „Jene Tugend, von der noch Schopenhauer gelehrt hat, daß sie die oberste, die einzige und das Fundament aller Tugenden sei: eben jenes Mitleid erkannte ich als gefährlicher als irgend ein Laster. Die Auswahl in der Gattung, ihre Reinigung vom Abfall grundsätzlich kreuzen — das hieß bisher Tugend par excellence“.

Der Gedanke ist seitdem bekanntlich sehr oft, in sehr vielen und nicht immer in ansprechenden Varianten wiederholt worden. So scheint diese Idee gar nichts Revolutionäres und gar nichts Bedenkliches mehr zu enthalten. Man fordert heute — und zwar oft genug, ohne von Nietzsche zu wissen — nichts weniger als eine rücksichtslose Unterdrückung nicht nur der moralisch schlechten, sondern auch der bloß schwachen und untüchtigen Elemente der Gesellschaft. Mit dem Rezept: „Die Schurken an den Galgen, die Gänse ins Kloster“ hatte ja schon Schopenhauer bewußte Auslese gepredigt; die moderne „Eugenik" will, wie Nietzsches Herrenmoral, weit über dieses Ziel hinaus. Zu der begreiflichen Forderung, daß alle für die öffentliche Sicherheit gefährlichen Gewohnheitsverbrecher dauernd unschädlich gemacht (und an der Fortpflanzung gehindert) werden sollen, tritt heute die, daß alle Geisteskranken und womöglich schon alle nervös „belasteten" Personen kastriert oder wenigstens durch staatliche Kontrolle am Heiraten verhindert werden möchten. Dabei wird der Kreis der als bedenklich geltenden Individuen immer weiter gezogen, und die Gefahr liegt nahe, daß demnächst ähnliche Wünsche auch für die Behandlung nachweislich oder angeblich minderwertiger Rassen erhoben werden könnten. Da ist die Frage gewiß dringend, ob denn die Anschauungen, von denen alle diese Vorschläge ausgehen, wirklich begründet sind.

Welche Rolle spielt die Selektion, die Auslese in der Entwicklung der heute lebenden Völker? Nichts klingt einleuchtender, als daß die Art in ihrer Gesamtheit an Wert sinken muß, wenn irgend welche Umstände gerade ihre tüchtigsten Vertreter daran hindern, sich fortzupflanzen, oder doch die untüchtigen begünstigen. So meinen viele, Proskriptionen und Bürgerkriege hätten auf generativem Wege den Untergang der antiken Welt vorbereitet. Und doch enthält diese ganze oft als selbstverständlich hingenommene Anschauung zum mindesten eine Hypothese, die bis heute sehr umstritten ist.

Um das ganz klar zu stellen, werden wir etwas weiter ausholen müssen.

Alle Auslese beruht auf der Variabilität jeder Art, beruht darauf, daß die Kinder ihren Eltern — selbst bei eingeschlechtlicher Fortpflanzung — selten vollkommen gleichen. Es gibt Plus- und Minusvarianten, Ausschläge nach oben und nach unten, aber stets ist die Tendenz erkennbar, den Abstand vom Durchschnittstypus, dem Mittelpunkt dieser Schwankungen, nicht zu groß werden zu lassen.

Deshalb haben die Kinder eines kleinen Mannes, dessen Ahnen durchschnittlich groß waren, unter gleichen Umständen mehr Aussicht auf hohen Wuchs als die eines großen Menschen mit kleinen Vorfahren. Oder auf intellektuellem Gebiete: die Nachkommen eines unbegabten Weißen pflegen ceteris paribus befähigter zu sein, als die Deszendenten eines anderen Menschen, der persönlich klug ist, aber einer minderwertigen Rasse angehört. Das sind grobe und deshalb einfache Fälle. Sie zeigen, daß die Art im einzelnen variiert, aber im ganzen sich gleich bleibt. Darin besteht der wesentliche Inhalt von Galtons „Rückschlaggesetz". Weichen die Eltern in irgend einer Richtung vom Mittelmaß ab, so ist zwar die Richtung der Abweichung gewöhnlich noch bei den Nachkommen erkennbar, aber diese zeigen doch deutlich die Tendenz, zum Mittelmaß, zum „Typus" zurückzukehren. Haecker bringt damit — wohl mit Recht — die bekannte Tatsache in Zusammenhang, daß die Abkömmlinge genialer Persönlichkeiten in der Regel Durchschnittsmenschen gewesen sind.

Wie werden sich nun diese Verhältnisse gestalten, wenn verwandte und deshalb ähnliche Rassen in einer Bevölkerung vermischt leben? Die Abweichungen werden qualitativ und quantitativ erheblicher sein, außerdem aber wird das Auftreten dieser Variationen scheinbar viel regelloser erfolgen müssen. So wird es besondere Schwierigkeiten machen, dem einzelnen Individuum eine Prognose zu stellen oder mit anderen Worten: seine Erbqualitäten einzuschätzen. Sind die Mitglieder einer Art z. B. groß und die der anderen klein, und beide Arten leben vermischt, so werden wir die Variationsbreite der Gesamtbevölkerung, das Mindest- und das Höchstmaß also, mühelos feststellen können; aber nur eine genaue wissenschaftliche Analyse wird uns erkennen lassen, ob ein mittelgroßer Mensch den relativ großen Repräsentanten der kleineren oder den verhältnismäßig kleinen der größeren Rasse darstellt. Davon hängt aber das Ergebnis der Auslese in letzter Linie ab. Die Biologie unterscheidet zwischen dem „Phänotypus" oder der „unreinen Population" — unserer gemischten Gesamtbevölkerung — auf der einen und dem „Biotypus", der „reinen Linie" — unserer reinen Rasse — auf der anderen Seite. Bei näherem Zusehen erweisen sich viele scheinbar einheitliche Arten, in der Tier- und in der Pflanzenwelt, als aus mehrereren ähnlichen zusammengesetzt. Isoliert man alle Unterarten voneinander, so löst sich die (größere) Variationsbreite der ganzen „Population" in die (kleinere) Variabilität der einzelnen Biotypen auf, und wir haben schließlich mehrere „reine Linien" vor uns, von denen jede in sich zwar auch noch variabel ist, aber doch nur in sehr beschränktem Umfange. Die Fluktuationen eines solchen Biotypus sind „kontinuierlich", die extremen Plus- und Minusvarianten sind durch fließende Übergänge verbunden, die an Zahl nach der Mitte, d. h. bis zum Durchschnittstypus, fortwährend zunehmen. Die Ursache dieser Variationen aber ist sehr wahrscheinlich einfach in mehr oder minder günstigen äußeren Wachstumsbedingungen gegeben, oder wie de Vries[1]) sagt: Die fluktuierende Variabilität ist eine Erscheinung der Ernährungsphysiologie.

Daraus folgt schon, daß diese Abweichungen vom Grundtypus nicht erblich sind. Und weiter: daß durch Selektion nur die Biotypen selbst isoliert, nur „reine Linien" aus Populationen herausgezüchtet werden können. So ist ihrer Wirkung eine Grenze gezogen.

Ein Beispiel mag die Sachlage anschaulich machen. Es betrifft einen von Johannsen angestellten Versuch — eines der systematisch angeordneten Experimente, mit denen dieser Forscher seine seither beinahe allgemein angenommene Auffassung vom Wesen der fluktuierenden Variationen begründet hat. Von Prinzeßbohnen wurden zuerst reine Linien isoliert und dann die schwersten und die leichtesten Bohnen einer Linie ausgesät. Das mittlere Gewicht der Nachkommen erwies sich als annähernd konstant, und zuweilen übertrafen die Abkömmlinge leichterer Bohnen sogar die von schweren an Gewicht. Mit anderen Worten: Das mittlere biotypische Gewicht blieb unverändert. Dürfen wir dieses Ergebnis verallgemeinern, so vermag die Selektion nichts Neues entstehen zu lassen, sie kann nur jene Anlagen trennen, die schon vor der Selektion in einer Population vorhanden waren (Schallmayer). Lang formuliert deshalb das Gesetz: In einer unreinen Population, einem Phänotypus, bewirkt fortgesetzte Selektion eine Verschiebung des Mittelwertes in der Selektionsrichtung bis zur äußersten Variationsgrenze der Ausgangspopulation und nicht weiter. Es wird dabei der extremste Biotypus isoliert. Innerhalb des Biotypus ist die Selektion machtlos".

Aber die Allgemeingültigkeit dieser Gesetze ist nicht unbestritten. So erwähnt Schallmayer in diesem Zusammenhange die langschwänzige Varietät

[1]) Zit. nach Goldschmidt.

des japanisch-koreanischen Haushahns, dessen sechs Fuß lange Schwanzfedern das Ergebnis konsequenter Züchtung seien. „Es wurden immer die Hähne mit den längsten Schwanzfedern zur Zucht gewählt, und dadurch allein sind diese Federn im Laufe einer langen Reihe von Generationen zu einer Länge gesteigert worden, die weit über jede Variation hinausgeht, die etwa früher jemals vorgekommen ist". Auch Haecker hält auf Grund von Versuchen Castles, Kammerers und Wolterecks eine genotypische Verschiebung, d. h. eine allmähliche Umprägung des Biotypus, unter der Wirkung der Selektion wenigstens für möglich.

Diese biologische Frage muß hier natürlich offen gelassen werden. Aber eine einfache Überlegung lehrt, daß ihr für die Verhältnisse des Menschen keine allzu große Bedeutung zukommt. Auch die extremsten Anhänger der Selektionslehre geben zu, daß eine Wirkung der Auslese über die ursprüngliche Variationsbreite des Biotypus hinaus selten und immer nur nach sehr konsequenter einseitiger Züchtung beobachtet werde. Bedingungen, wie man sie für den erwähnten japanisch-koreanischen Hahn künstlich geschaffen hat, sind für den Menschen, durch viele Generationsreihen hindurch wenigstens, wohl niemals vorhanden gewesen. Eine einzige Durchbrechung eines derartigen einseitigen Züchtungsprinzipes müßte ja unbedingt den Erfolg selbst von Jahrtausenden zerstören. Wir sahen schon früher: die kurze Spanne, die die menschliche Überlieferung umgreift, ist verschwindend klein im Vergleich zu den ungeheuren Zeiträumen, die für jede, auch für die geringste, organische Weiterentwicklung im Sinne Darwins vorausgesetzt werden muß. So wird es erklärlich, daß sich der historische Mensch nachweislich überhaupt nicht geändert hat (Lorenz).

Das ist für die Entartungsfrage ganz außerordentlich wichtig. Wohl alle lebenden Völker sind, anthropologisch betrachtet, gemischte Populationen, sind keine Bio-, sondern Phänotypen. Fortgesetzte Auslese könnte bei ihnen somit wohl die beste oder die schlechteste Rasse isolieren, aber nicht mehr. Jede Einzelrasse bliebe in sich unveränderlich.

Allerdings ist dabei eines zu bedenken. Johannsens Versuche betrafen verhältnismäßig einfache Verhältnisse; in ihnen wurde im allgemeinen doch nur die Variationsbreite einer Eigenschaft geprüft. Beim Menschen — wie bei allen komplizierter organisierten Wesen — sahen wir schon, ist eine Änderung des Typus auch dadurch möglich, daß vorhandene Grundeigenschaften in neuer Gruppierung zusammentreten. Da könnte zielbewußte Auslese zweifellos eingreifen. Gerade auf geistigem Gebiete wäre eine Züchtung vorteilhafter Kombinationen nicht a priori auszuschließen — daß sie praktisch je eine Rolle spielen könnte, braucht man darum noch nicht zu behaupten. Aber was in der Richtung nach oben möglich ist, ist es auch in der nach unten, und wenn hervorragende Menschen durch Selektion hervorgebracht werden könnten, so müßte ein analoger Vorgang auch ungünstige Abweichungen vom Typus zustande kommen lassen.

Die klinische Psychiatrie verfügt über Erfahrungen, die in diesem Sinne gedeutet werden könnten. Zum wenigstens darf man — mit aller Vorsicht und mit manchem Vorbehalt allerdings! — vielleicht einmal versuchen, diese Tatsachen unter dem Gesichtswinkel der Frage zu betrachten, ob sie die

Entstehung bestimmter Krankheitsformen nur durch Auslese, durch unzweckmäßige Auslese also, als denkbar erscheinen lassen.

Selektion allein kann niemals neue Eigenschaften hervorbringen, hörten wir, sondern nur vorhandene Qualitäten rein herauszüchten, sie vielleicht in ihrer Intensität steigern und schließlich sie neu gruppieren. Gibt es psychische Störungen, für die wir, unter Berücksichtigung dieser Tatsachen, die „Auslese", die ungünstige Kombination der Erzeuger verantwortlich machen könnten?

Eine notwendige Vorraussetzung für diese Annahme wäre die, daß zwischen den Symptomen dieser Krankheiten und den Erscheinungen des normalen Seelenlebens die innigste Verwandtschaft bestünde. Im übrigen würde der einfachste denkbare Fall dieser Art sich in einer bloßen Ungleichmäßigkeit in der Gestaltung der psychischen Persönlichkeit äußern müssen — nur normale Einzelqualitäten, aber in unharmonischer Verteilung und eventuell bei gänzlichem Mangel bestimmter Eigenschaften. Bekanntlich fällt dieses auf theoretischem Wege gewonnene Postulat beinahe ganz mit der üblichen Definition des „entarteten" Seelenlebens zusammen. Kann die Selektion aber an sich normale Eigenschaften wirklich steigern, so wären da, wo sie in ungünstigem Sinne wirkte, noch andere pathologische Bildungen möglich — quantitative Abweichungen vom normalen Verhalten, krankhafte Steigerungen an sich gesunder Eigenschaften.

In beiden Fällen — gleichviel ob das Gleichgewicht bei der Verteilung an sich gesunder Fähigkeiten gestört ist, oder ob diese Qualitäten selbst ins Pathologische verzerrt sind — müßte man, gewissermaßen als Probe auf das Exempel, erwarten, daß jede tatsächlich beobachtete extreme Störung durch fließende Übergänge mit den Äußerungen des normalen Seelenlebens verbunden bliebe. Anders ausgedrückt, es müßten zwischen den sicher gesunden und den ausgesprochen kranken Persönlichkeiten solche stehen, die sich nur willkürlich als gesund oder als krank klassifizieren ließen. Und endlich: wenn aus normalen Eigenschaften bei der Vererbung durch Addition krankhafte entstehen und wenn diese weiter vererbt werden können, dann müssen nicht bloß Übergänge zwischen gesundem und krankem seelischen Geschehen nachweisbar sein, sondern auch Mischungen und allerhand sonstige Beziehungen zwischen den verschiedenen Einzelformen der durch Selektion entstandenen Störungen.

Was lehrt die klinische Erfahrung über diese Verhältnisse?

Würde man im Zusammenhange der hier angestellten Erwägungen nach Tatsachen suchen und sie dann finden, so müßte man notwendig befürchten, durch theoretische Erwartungen irregeleitet worden zu sein. Deshalb ist es wichtig, festzustellen, daß die klinische Forschung auf ganz anderem Wege zu einem Ergebnis gelangt ist, das mit den eben formulierten Postulaten sehr weitgehend übereinstimmt. Natürlich ist eine Entstehung durch „Selektion" undenkbar für alle organischen Geisteskrankheiten, für alle Leiden, die durch grobe anatomische Veränderungen bedingt oder nachweislich durch exogene Ursachen ausgelöst werden. Auch alles, was durch Keimvergiftung entstanden ist, gehört in diese erste Kategorie.

Die Seelenstörungen aber, die man heute als endogene zusammenfaßt, die Krankheiten, für die als letzte erkennbare Ursache eine nicht bloß an geborene, sondern wirklich ererbte Veranlagung des Patienten verantwortlich gemacht werden muß, haben bei näherem Studium Beziehungen untereinander und solche zum normalen Seelenleben erkennen lassen[1]), die die grundsätzliche Entscheidung, ob krank oder gesund, im Einzelfall eben so schwer oder unmöglich machen, wie die klassifikatorische Abgrenzung der einen Psychose von der anderen. Was sich an Elementarsymptomen beim manisch-depressiven Irresein, bei der chronischen Paranoia, bei der Hysterie und bei den als „Entartungsirresein" i. e. S. bezeichneten Störungen hat herausschälen lassen, läßt eine nähere Analyse nur als quantitative Abweichungen vom normalen Verhalten, als pathologische Steigerung an sich normaler Eigenschaften erkennen[2]). Die Stimmungsschwankungen der Manisch-Depressiven, die Neigung zur Periodizität überhaupt, Hemmung und Erregung, die Suggestibilität und die hypochondrische Tendenz der Hysterischen, das Mißtrauen und die Kampfeslust des Querulanten und so vieles andere, was hierher gehört, das sind alles Dinge, für die der Gesunde Analoga in seinem eigenen Bewußtsein besitzt, und die er nur deshalb — je nach der persönlichen Anlage der eine mehr diesen, der andere mehr jenen Zug — verstehen und nachempfinden kann. Und wo es — bei extremen Fällen — an Bindegliedern zwischen ausgesprochen psychotischen Symptomen und den Erscheinungen des normalen Seelenlebens zunächst zu fehlen scheint, da lassen sie sich fast immer in der Psychologie der konstitutionell Nervösen, in den abnormen Zügen eben der „Dégénérés" auffinden. Besonders klar werden diese Zusammenhänge, wenn man das ganz entgegengesetzte Verhalten der exogenen Psychosen zum Vergleich heranzieht. Diese führen gesetzmäßig zu Ausfallserscheinungen, zur Verblödung, und ihre Symptome bieten dem vom Normalen ausgehenden psychologischen Verständnisse unüberwindliche Hindernisse. Offenbar eben deshalb, weil hier ein grober pathologischer Prozeß in den gesunden Hirnmechanismus eingegriffen und ihn zerstört oder wenigstens gestört hat.

Gerade die „Grenzfälle", die die Kluft zwischen nervöser Gesundheit und Krankheit überbrücken, lassen zugleich die innere Verwandtschaft aller dieser endogenen Störungen erkennen. Bei schwer belasteten Menschen sind oft genug manische, melancholische, paranoische und hysterische[3]) Krankheitszüge, wenigstens in Andeutungen, gleichzeitig oder einander ablösend nachweisbar, und zuweilen treten diese Symptome zu Komplexen zusammen, die eine einfache schematische Diagnose schlechterdings unmöglich machen. Gerade in solchen Fällen, gerade da, wo die Symptome rasch wechseln, die Zustandsbilder besonders unrein und unfertig erscheinen (Stromayer), spricht man schon lange von dem degenerativen Charakter dieser Psychosen.

[1]) Ganz ähnliche Anschauungen, wie sie hier entwickelt werden, hat unabhängig und gleichzeitig mit mir O. Binswanger geäußert.

[2]) Vgl. dazu meine Ausführungen über die Umgrenzung des manisch-depressiven Irreseins (Gaupps Zentralbl. 1909, S. 581), an die ich mich in folgendem anlehne.

[3]) Auf Einzelheiten soll hier nicht eingegangen werden. Deshalb will ich einen Einwand, den mir Alzheimer gemacht hat, und dessen Berechtigung ich nicht verkenne, nur kurz erwähnen. Alzheimer bestreitet die Verwandtschaft von Hysterie und manisch-depressivem Irresein und nimmt verschiedene, getrennte Stämme der Entartung an, die nur zufällig, durch gehäufte Belastung, vereinigt werden. — An dem, worauf es mir bei den Ausführungen an dieser Stelle ankommt, würde die Richtigkeit dieser Auffassung übrigens nichts ändern.

Endlich aber wird die Zusammengehörigkeit all dieser endogenen Psychosen noch durch ihre erblichen Beziehungen wahrscheinlich gemacht. Manien, Melancholien, Fälle von Paranoia, Hysterie und „degenerativem Irresein" i. e. S. finden sich oft in einer Familie, Dementia praecox und funktionelle Psychosen dagegen schließen einander bei der Vererbung aus[1]).

Das alles soll hier nur angedeutet werden. Die Gedanken, die eben vorgetragen wurden, sind keineswegs neu[2]), denn wenn man von dem „Boden der Entartung", auf dem diese Störungen erwachsen, gesprochen, ja ganz allgemein immer dann, wenn man eine wirklich endogene Entstehung von Nerven- und Geisteskrankheiten behauptet hat, kann in letzter Linie immer nur die Entstehung durch Selektion, durch unzweckmäßige Auslese, gemeint gewesen sein. Sonst hat das „endogen" überhaupt keinen Sinn. Scharf formuliert aber ist diese Auffassung bisher unseres Wissens niemals, und doch ist das notwendig, wenn sie bewiesen werden soll. Bisher handelt es sich um eine Hypothese, um nichts weiter. Und um mehr daraus zu machen, werden wir den Beziehungen zwischen Individualität und Psychose (vgl. Tiling, Hirth) und der Vererbung bestimmter Charakterzüge (R. Sommer) in viel größerem Maßstabe, als es bisher geschehen ist, und vielleicht auch unter etwas veränderten Gesichtspunkten nachgehen müssen. Die von Sommer inaugurierte Familienforschung könnte hier große Erfolge erringen.

Daß diese ganze Betrachtungsweise erst seit einigen Jahren an Boden gewinnt, findet seine einfache Erklärung in dem „Dogma von der anatomischen Bedingtheit aller Psychosen" (A. Hoche), das zuerst überwunden werden mußte. Wie sehr viele praktische Schwierigkeiten der angewandten Psychiatrie in letzter Linie auf der falschen Voraussetzung beruhten — und häufig noch beruhen —, daß nervöse Gesundheit und Krankheit durch scharfe Grenzen getrennt wären, und daß diese Grenzen in jedem Einzelfall gefunden werden müßten, genau so war das grundsätzliche Verständnis der endogenen Psychosen dem verschlossen, dessen Überzeugung für jede Abweichung vom durchschnittlichen psychischen Verhalten eine nachweisbare anatomische Störung voraussetzte. „Funktionell" bedeutete früher in der Psychiatrie nicht mehr als ein Fragezeichen. Funktionelle Psychosen sollten solche organisch bedingte Seelenstörungen sein, deren Anatomie wir noch nicht kannten. Trifft das für jede leichte manische Erregung, für jede hypochondrische Verstimmung, für jedes hysterische Zustandsbild zu, dann allerdings ist die Entstehung durch Selektion fast undenkbar. Aber wir wissen heute, daß die funktionellen Psychosen etwas anderes sind; der Unterschied den organischen gegenüber liegt nicht bloß in unserem zufälligen Nichtwissen um ihre „Anatomie", sondern in ihrem innersten Wesen. Sie sind „funktionell", weil sie eine Anatomie im Sinne der progressiven Paralyse gar nicht haben können. Gewiß: Alles seelische Geschehen ist an materielle Vorgänge im Gehirn gebunden, und wir werden also bei verschiedenen psychischen Vorgängen auch differente physiologische Ereignisse im Cerebrum erwarten müssen. Das gilt schon für zwei sehr unähnliche gesunde Menschen, für verschiedene Temperamente also, und das gilt selbstverständlich in noch stärkerem Grade für normale Menschen auf

[1]) Vgl. S. 51.
[2]) Vgl. namentlich Moebius. Siehe übrigens auch Anmerkung auf S. 61.

der einen und abnorme — hysterische, paranoische oder melancholische — auf der anderen Seite. Nur werden wir in allen diesen „funktionellen" Fällen niemals einen grundsätzlich veränderten Gehirnmechanismus erwarten dürfen. Die Dinge werden sich anatomisch-physiologisch ebenso verhalten, wie psychologisch: auch das krankhafte physische Geschehen wird durch fließende Übergänge mit dem gesunden verbunden sein, und eine scharfe Grenze zwischen gesund und krank wird sich anatomisch ebenso wenig ziehen lassen wie psychologisch. Ist das aber der Fall, so steht auch der Anschauung, daß diese endogenen Störungen durch Selektion aus gesunden Eigenschaften herausgezüchtet werden können, nichts mehr im Wege.

Würde es eine ernste Entartungsgefahr bedeuten, wenn die Richtigkeit dieser Auffassung bewiesen wäre? Die Antwort wird sich nicht geben lassen, ohne daß die besonderen Bedingungen, unter denen in unseren Tagen die Auslese der Erzeuger zu erfolgen pflegt, geprüft werden. In der Tat werden ja diese Bedingungen ganz allgemein als Ursache einer zunehmenden Degeneration unseres Geschlechtes angeschuldigt. Wir werden diese Behauptungen im einzelnen auf ihre Richtigkeit prüfen müssen.

Schon in Darwins Lehre spielte die **Panmixie** als Hemmnis der Artentwicklung eine Rolle. Panmixie, die allgemeine Vermischung, ist der Gegensatz jeder zweckmäßigen, der Art günstigen Auslese. Wenn bei der Gattenwahl, bei der Möglichkeit der Fortpflanzung, Tüchtige und Untüchtige gleichviel Aussichten haben, wenn greifbare Mängel der persönlichen Entwicklung keinen Ausschließungsgrund bilden, dann muß das Gesamtniveau sinken, statt zu steigen. Und die moderne Zivilisation, wird behauptet, begünstigt solche Panmixie. Sie lasse Individuen konkurrenz- und damit fortpflanzungsfähig werden, die in primitivsten Verhältnissen als unbrauchbar ausgeschaltet wurden. Hochgradige Kurzsichtigkeit, geringe Körperkraft, schlechtes Gebiß, Unfähigkeit zum Stillen würden deshalb heute in einem Umfange vererbt, der sich bei Naturvölkern von selbst verböte. Die Bewertung der körperlichen Qualitäten, also der Gesundheit und Rassetüchtigkeit, werde durch die einseitige Überschätzung intellektueller Vorzüge beeinträchtigt; bei der Gattenwahl seien überdies Gesichtspunkte maßgebend, die für die Gesundheit der Nachkommenschaft gleichgültig oder gar nachteilig seien, wie Besitz und Rang des Vaters usf. Vorgänge, die in der Tierwelt und auf niederer Kulturstoffe die Rasse zu reinigen vermöchten, wie Kampf und Krieg, wirkten jetzt gerade in der entgegengesetzten Richtung. Früher ein Siegen und Überleben der körperlich Tüchtigsten, jetzt ein planmäßiges Morden gerade der Gesunden und Schonung der „Rassekrüppel". So wären diese auch hier bei der Fortpflanzung im Vorteil.

Es gibt ein Schlagwort, das diese Gefahren der Zivilisation bezeichnen soll, und das wieder schon Darwin — auch auf den Menschen — angewandt hat: Domestikation. In unseren Tagen haben v. Hansemann und neuerdings Kraepelin den Begriff konsequent betrachtet und untersucht. v. Hansemann versteht darunter jedes „Streben, die Existenz der Rasse und des einzelnen Individuums in bewußter Weise durch künstliche Hilfsmittel zu fördern und gegen den Einfluß äußerer Naturgewalten zu verteidigen". In diesem weiteren Sinne sind natürlich auch wilde Völker bereits domestiziert.

Darwin war der Meinung, Domestikation steigere die Fruchtbarkeit. Das ist nach v. Hansemann nicht ganz richtig, aber die Brunst werde verwischt, und so komme es nur bei gefangenen Tieren und beim Menschen zu einer Ausbreitung von Geschlechtskrankheiten und von geschlechtlichen Verirrungen. Im übrigen beobachte man auch nervöse und sogar hysterische Zustände schon bei Haustieren; bei Hunden kämen eingebildete Schwangerschaften, bei Meerschweinchen häufig epileptische Insulte vor.

Beim Menschen wird in diesem Zusammenhange, wie gesagt, besonders die moderne Hygiene angeschuldigt. Sie vermindere die Kindersterblichkeit und die Mortalität überhaupt und störe so die natürliche Ausmerzung widerstandsunfähiger Elemente; ja sie pflege die Schwachen in allen möglichen Heilstätten, sorge für sie durch humanitäre Maßnahmen aller Art, durch soziale Gesetze und Wohlfahrtseinrichtungen, erhalte sie durch ärztliche Kunst usf. Und als besonders gefährlich gilt die Irrenpflege, die viele am Leben erhalte, deren frühzeitiger Tod im Interesse des Ganzen dringend gewünscht werden müsse.

Ziemlich abweichend (und wesentlich vorsichtiger!) ist der Standpunkt Kraepelins. Er stellt an die Spitze seiner Ausführungen über die Entartungsgefahr die unbestrittene Tatsache der Keimvergiftung. Freilich spricht auch er von einer „Schädigung ganzer Geschlechter", die, wie wir sahen, noch nicht bewiesen ist. Dann zeigt er, wie die soziale Fürsorge der natürlichen Korrektur dieser Degeneration, die in der verminderten Lebenskraft der vergifteten Individuen gelegen ist, entgegenarbeitet. Aber er legt offenbar mehr Nachdruck auf andere Schädlichkeiten, die die Kultur mit sich bringt, und die mit der Auslese — wenigstens direkt — nichts zu tun haben. Wir kommen auf diese Dinge — Steigerung des Verantwortungsgefühls, Zunahme der Bedürfnisse auf der einen und Proletarisierung auf der anderen Seite, Abschwächung der natürlichen Triebe und anderes — später noch zurück. Hier genügt es, festzustellen, daß eine vererbte Entartung infolge dieser Momente nicht befürchtet zu werden braucht, weil es sich um erworbene Qualitäten dabei handelt. Dagegen sei erwähnt, daß auch Kraepelin die einseitige Züchtung intellektueller Eigenschaften, die Zunahme der Ehescheu und die Abnahme der Fruchtbarkeit als bedenkliche Folgen der Domestikation nennt.

Was Kraepelins Ausführungen von den meisten modernen Betrachtungen über die Entartungsgefahr unterscheidet, ist das Fehlen der Anklagen gegen die moderne Hygiene, die sonst gewöhnlich im Vordergrund stehen.

Sind diese Anklagen gerechtfertigt? Verschlechtert die moderne Hygiene im weitesten Sinne, verschlechtern die sozialen Einrichtungen unserer Zeit, die doch auf eine Stärkung nicht nur des Individuums, sondern der gesamten Volkskraft gerichtet sind, wirklich die Widerstandskraft unseres Geschlechtes?

Einer der berufensten Vertreter des Faches und zugleich einer der energievollsten Führer im Kampfe gegen jede Degeneration, M. v. Gruber, hat die oben referierten Anschauungen mit Entschiedenheit zurückgewiesen. Die Hygiene schädigt die Rasse nicht, sondern sie hebt sie. Die Infektionskrankheiten, in deren Bekämpfung sie ihre höchsten Triumphe erzielt hat, wirken eben unter „natürlichen", nicht zivilisierten Verhältnissen gar nicht im Sinne einer Reinigung der Rasse; sie merzen viel weniger Schwache aus, als sie Gesunde schwach und siech machen. Daher die deutliche Absage an die vorhin erwähnten Bestrebungen, zu der Gruber gelangt: „Wir müssen daher ein- für allemal mit diesen Gedankenreihen brechen und festsetzen, daß die Auslese der Minderwertigen durch Tötung im Jugendalter in die Rassenhygiene der vernunftlosen Natur passen mag, daß uns Menschen aber die Vernunft zu einem anderen Zwecke angezüchtet worden ist, als um dieses blinde, dumme und brutale Spiel von Massenzeugung und Massenvernichtung fortzusetzen".

Vielleicht dürfen wir diesen Sätzen gleich die analoge Kritik eines Psychiaters, Robert Sommer, an die Seite stellen: „Die Idee, einer Degeneration durch eine brutale Zerstörung schwacher Lebewesen vorzubeugen, ist kulturell nichts anderes als ein Ausdruck dieser Degeneration und erscheint geschichtlich, z. B. durch das Schicksal der Spartaner, widerlegt. Die Tötung von Lebewesen, die nach der Meinung bestimmter Menschen in irgend einer Beziehung schädlich waren, hat noch nie geholfen, um das, was getroffen werden sollte, aus der Welt zu schaffen". Der Autor zieht dabei als Beispiele die politischen Morde, die Christenverfolgungen, die Ketzerprozesse und die großen Revolutionen heran.

Man wird diesen kritischen Äußerungen kaum etwas hinzufügen und sicher nichts entgegensetzen können. Es mag sein, daß die Kurzsichtigkeit deshalb zunimmt, weil die Myopie durch Brillen korrigiert und dadurch ihres sozial bedenklichen Charakters bis zu einem gewissen Grade entkleidet zu werden vermag; es ist unwahrscheinlich, aber möglich, daß es mit der angeblichen Abnahme der körperlichen Kraft infolge höherer Einschätzung intellektueller Vorzüge ähnlich steht, und es ist wiederum wenigstens denkbar, daß die Unfähigkeit zum Stillen häufiger vererbt wird, weil dieser Vorgang durch die Sterblichkeit der künstlich ernährten Säuglinge nicht mehr in demselben Maße aufgehalten und verhindert wird, wie in weniger hygienischen Zeiten. Aber man wird in alledem nicht ohne weiteres bedenkliche Zeichen der Entartung sehen können. Wenn intellektuelle Leistungen in unseren Tagen höher bewertet werden als in den Zeiten niederer Kultur, so könnten sich doch höchstens durch diese „Auslese" geistige Vorzüge auf Kosten der körperlichen stärker vererben und ausbreiten. Ob das der Fall ist, erscheint, wie wir noch sehen werden, zum mindesten sehr zweifelhaft; wo aber ist bewiesen, daß die viel besprochene „einseitige Züchtung intellektueller Fähigkeiten" zur Entartung führt? Es ist das Grundprinzip des Entwicklungsgedankens, daß die Eigenschaften herausgezüchtet werden, die für den Bestand der Art vorteilhaft sind, und es ist eine triviale Wahrheit, daß bei der Entwicklung der Menschheit ihre Gehirnleistungen den Ausschlag geben. Insofern ist die Idee, daß eine „zu hoch" entwickelte Intelligenz unnatürlich und gefährlich und die Vorstufe der Entartung sei, keineswegs so selbstverständlich, wie sie vielen erscheint. (Ob hohe geistige Leistungen unter den besonderen Bedingungen unserer Gesellschaftsordnung auf mehr indirektem Wege doch die Art zu gefährden vermögen, das ist eine andere Frage, auf die wir gleich eingehen werden.)

Vorher sei festgestellt, daß alles, was oben über die angeblichen Gefahren der Hygiene angeführt wurde, für die nervöse Entartung, für die Entstehung und Ausbreitung von Geisteskrankheiten schlechterdings gar keine Rolle spielen kann. Was heißt das: die moderne Irrenpflege züchte geisteskranke Menschen? Ob die Psychosen an Häufigkeit zunehmen, steht dahin; sicher ist die absolute Zahl der Aufnahmen in die Irrenanstalten um ein Vielfaches größer als früher. Mit anderen Worten: ein viel größerer Prozentsatz von Kranken wird an der Fortpflanzung gehindert. Gewiß wird dem einen oder anderen auch in der Anstalt das Leben gerettet und so die spätere Fortpflanzung ermöglicht worden, der früher hätte sterben müssen. Erinnert sei an C. Riegers Spott: „Es ist klar, daß, wenn man (1451 in San Dominico in Arragonien) gleich 53 Personen auf einmal verbrannt hat, die „das gemeinsame Leben Jesu Christi führten" — daß man durch eine solche Verbrennung „für das gemeinsame Leben" in Irrenanstalten bedeutend an Plätzen gespart hat". Waren die 53 Menschen jung, so hat man zugleich bedeutend an „belasteten" Kindern gespart. Aber diese Todesart hat auch früher nur relativ wenige Geisteskranke getroffen, und sonst führen die Psychosen doch gemeinhin nicht zum Tode. Die Mehrzahl der heutigen Anstaltsinsassen hätte noch vor 100 Jahren in der Freiheit gelebt und in oder außerhalb der Ehe Kinder erzeugt. Wieder ist es fraglich, ob das ein gar so großes Unglück gewesen ist, aber zu behaupten, daß hier heute eine Gefahr bestünde, die vor Einführung der modernen Irrenpflege nicht vorgelegen hätte, das hieße einfach die Tatsachen umkehren.

Oben wurde zugegeben, daß die Entstehung endogener Geisteskrankheiten durch ungünstige „Auslese" im Prinzip möglich sei. Wird eine solche Selektion durch unsere Kultur begünstigt? Auch diese Frage wird ohne weiteres verneint werden müssen. Wenn auf dem oben angedeuteten Wege pathologische Eigenschaften überhaupt zustande kommen können, so kann es sich immer nur um die Wirkung ungünstiger Zufälle handeln; eine gesetzmäßige „Auslese", die solche Eigenschaften züchten könnte, ist durchaus undenkbar. Im Gegenteil: wieder werden gerade heute mehr psychopathische Menschen interniert, sozial ausgeschaltet und am Heiraten gehindert als in wirtschaftlich einfacheren Zeiten, und abnorme Züge, die einmal entstanden sind, werden so eher untergehen als durch kumulierende Vererbung verstärkt werden. Es steht fest, daß in zivilisierten Ländern die Selbstmorde zunehmen, und die wissenschaftliche Meinung geht dahin, daß die meisten Suicide von psychisch abnormen Menschen begangen werden. Also kann das vorzeitige Ende dieser Existenzen für die Rasse doch nur von Vorteil sein. Und genau so steht es mit beinahe allen nervösen Folgen, die die Kultur wirklich oder angeblich nach sich zieht. Sie mögen den Einzelnen schädigen und so die Gesundheit des Ganzen herabdrücken, aber die nächste Generation wird frei ausgehen, wird durch erbliche Einflüsse nicht geschädigt sein, wenn erworbene Eigenschaften nicht vererbt werden. Je mehr Existenzen aber dem Kampfe mit den heutigen Daseinsbedingungen erliegen, um so vorteilhafter muß die Auslese derjenigen sein, die eine Stellung im Leben erringen und so in die Lage kommen, ihre Erbanlagen weiter zu geben. Alles das unter der Voraussetzung, daß solche Auslese für die nervöse Gesundheit der Menschen überhaupt eine wesentliche Bedeutung besitzt. Ist das der Fall, so kann von einer Entartungsgefahr, die auf der unzweckmäßigen Förderung der nervös Schwachen beruhte, unter den heutigen Lebensverhältnissen gewiß keine Rede sein.

Aber es gibt andere Folgen der „Domestikation", der Kultur, die ernstere Bedenken erwecken könnten. Auch diese sind heute schon sehr populär und tragen Beunruhigung in weite Kreise. Gerade die berufensten Führer hochstehender Völker sollen ihre Familien zunächst gesundheitlich schädigen und dann durch gewollte oder ungewollte Abnahme der Kinderzahl schließlich zum Aussterben bringen. So käme es, sagt man, zur **„Ausrottung der Besten"**. Nicht in der übermäßigen Fortpflanzung der schlechten, sondern in der unzureichenden Vermehrung der besten Varietäten sei die wahre Gefahr zu erblicken, die die Zivilisation der Rasse brächte (M. v. Gruber). Wir wollen versuchen, auch diese Behauptungen auf ihre Richtigkeit zu prüfen.

Schon Darwin hatte die Abnahme der Fruchtbarkeit als eine Folge der Domestikation angesehen und die Besorgnis ausgesprochen, daß in der zivilisierten Menschheit die Fortpflanzung in erster Linie von den minderwertigen und nicht von den auf die Höhe des Lebens gelangten, besonders tüchtigen Elementen besorgt würde. Herbert Spencer und Maudsley haben diese Befürchtung mit der Hypothese zu begründen versucht, jedes stärker differenzierte Nervenleben, jede höhere Gehirntätigkeit, mit anderen Worten: jede Kultur und Bildung sei geeignet, die Nachkommenschaft zu schädigen oder gar lebensunfähig zu machen. Viel allgemeiner ist die Theorie von Paul Jacoby, nach der jede Aristokratie, möge sie nun eine solche der Macht oder des Reichtums oder der Bildung sein, stets schon den Keim der Degeneration in sich tragen soll. Endlich haben dann Otto Ammon und Otto Seeck als erste von „einer Ausrottung der Besten" gesprochen und in diesem Vorgang die Hauptursache für den Untergang der antiken Welt erblicken wollen. Proskriptionen, Bürgerkriege und manche andere grobe Eingriffe in die natürliche Entwicklung eines Volkes, ja selbst Prostitution, Sklavenwesen und sexuelle Perversionen seien nicht in dem Maße für die Rasse gefährlich, als die regelmäßig eintretende Ehescheu und Kinderlosigkeit aller intellektuell besonders tüchtigen und besonders angestrengt arbeitenden Menschen. Überall stiegen die begabten und infolge dessen auch mit tüchtigen Erbanlagen ausgerüsteten Menschen zu den führenden und einflußreichsten Stellungen im Staate auf, und überall vermindere sich in demselben Tempo ihre Fruchtbarkeit. So käme es allmählich zu einer fortschreitenden „Verpöbelung der Rasse" (M. von Gruber) oder, wo mehrere Rassen vermischt lebten, sogar zu einer Vermischung mit niederen Stämmen. Das Endresultat sei also zunächst eine qualitative und dann erst eine quantitative Änderung der Gesamtbevölkerung (Schallmayer, Fahlbeck u. a.).

Wenn wir die Tatsachen prüfen wollen, die diesen Anschauungen zugrunde liegen, so mag zuerst auf die schon von Darwin hervorgehobene Erfahrung der Züchter hingewiesen werden, daß viele Tiere in der Gefangenschaft, insbesondere bei überreichlicher Ernährung, in der Tat anfangen, steril zu werden. Dagegen bedarf die allgemeine Behauptung, daß beim Menschen die Kinderzahl nach erreichter Kultur gesetzmäßig zu sinken begänne, einer Einschränkung insofern, als bei den Chinesen, trotz sehr lange bestehender Zivilisation, eine Verminderung der Fortpflanzungsfähigkeit weder im ganzen, noch auch nur in den höchsten Ständen nachweisbar ist. Wir kommen darauf später noch zurück. Im übrigen ist die Ursache für die Abnahme der Fruchtbarkeit in den höheren Ständen aller kultivierten Nationen sehr leicht einzusehen. Wenn wir von den Fällen eines aus religiösen Motiven vorgeschriebenen Zölibates absehen, so handelt es sich fast immer um die willkürliche Beschränkung der Kinderzahl infolge der sozialen Verhältnisse. Die stärkere Be lastung in finanzieller Hinsicht, die jedes weitere Kind gerade in den sozial höher stehenden Familien mit sich zu bringen pflegt, zudem wohl auch eine Zunahme des Verantwortungsgefühls den in die Welt gesetzten Kindern gegenüber lassen diese Einschränkung ohne weiteres verständlich erscheinen. Exakte Untersuchungen aus neuerer Zeit haben uns diesen Vorgang noch näher kennen lernen lassen. So hat Lorenz die Geschichte eines Bauerngeschlechtes in Sachsen verfolgt und gefunden, daß mehrfach Mitglieder dieses Geschlechtes zu höheren Stellungen aufgestiegen, daß aber diese Seitenäste dann regelmäßig wieder erloschen sind, während sich der Hauptstamm bis heute erhalten hat. Sodann hat Reibmayr in einer sehr ausgedehnten Untersuchung für zahlreiche Genies und viele Talente eine Abnahme der Fruchtbarkeit und außerdem, ehe es zur vollkommenen Sterilität kommt, eine relative Zunahme der Mädchengeburten als durchschnittliche Eigentümlichkeit festgestellt. Von besonderer Wichtigkeit endlich sind die Untersuchungen, die Fahlbeck an den Adelsgeschlechtern Schwedens angestellt hat. Auch diese Geschlechter begannen von der vierten Generation nach ihrem historischen Auftreten an auszusterben. Vorher, so lange ihre Mitglieder in ländlicher Zurückgezogenheit gelebt hatten, hatten sie sich dauernd in gleicher Stärke erhalten, und erst in dem Momente, in dem sie in die Politik oder in hohe Staatsämter übergingen, nahm ihre Fruchtbarkeit ab. Fahlbeck hat die Gründe, die man gewöhnlich für derartige Vorgänge anzuschuldigen pflegt, Inzucht und psychische Erkrankungen, ausdrücklich ausgeschlossen, und ebenso ergibt seine Mitteilung nichts, was für eine stärkere Rolle des Alkohols bei diesem Prozesse sprechen könnte. Die Frage, wie weit Syphilis im Spiele gewesen ist, muß natürlich offen gelassen werden. Danach blieben nur noch zwei Erklärungen übrig. Möglich ist jedenfalls eine Abnahme der physischen Fortpflanzungsfähigkeit lediglich infolge der stärkeren intellektuellen Inanspruchnahme — ein Zusammenhang, der ja nach manchen Erfahrungen des täglichen Lebens eine gewisse Wahrscheinlichkeit für sich hat. Aber im großen und ganzen scheint die Abnahme der Fruchtbarkeit doch auch hier vornehmlich auf einer **gewollten** Beschränkung der Kinderzahl beruht zu haben. 39,7 % der letzten Glieder dieser Geschlechter sind ehelos gestorben, und im ganzen blieben sogar 48,6 der heiratsfähigen Glieder unvermählt, während im Durchschnitt nur 22,9 % der männlichen Schweden ledig zu sterben pflegen. Im übrigen geht auch nach Fahlbeck dem Aussterben der Geschlechter eine Zunahme der Mädchengeburten voran.

Diese letzte Feststellung ist für die Deutung all dieser Erscheinungen, so weit es das Bestehen der Rasse und die Entartungsfrage angeht, nicht ohne Belang. Reibmayr wendet gegen alle ernstlichen Befürchtungen, die man an diese Beobachtungen knüpfen könnte, eben das ein, daß die weiblichen Linien ja doch die Erbmasse weiter geben, und daß so ein wirklicher Verlust wertvoller Erbmassen für das ganze Volk nicht eintreten könne. Ganz ähnlich äußert sich de Lapouge, nach dem das Aussterben in einer großen Anzahl der Fälle überhaupt nur ein scheinbares ist, insofern, als arm gewordene oder nur in weiblicher Linie fortgepflanzte Geschlechter eben aus den Registern zu verschwinden pflegen.

Immerhin sind die von Fahlbeck mitgeteilten Daten so auffallend, daß wir mit dem allmählichen Zugrundegehen derjenigen Familien, welche sich durch besondere intellektuelle Leistungen ausgezeichnet haben, in der Tat wohl bis zu einem gewissen Grade werden rechnen müssen. Es bleibt also zu fragen, welche Bedeutung dieser Vorgang für das Schicksal der Rasse haben muß. Stehen wir hier wirklich einer ernsten Gefahr gegenüber, die den Tod, das Zugrundegehen der Art nach sich ziehen müßte? Wieder hat sich Reibmayr gegen diese Befürchtung gewandt und darauf hingewiesen, daß ein gesundes Volk diesen Verlust auszugleichen vermag. In der Tat ist nicht einzusehen, warum nicht dauernd von unten her das ersetzt und ergänzt werden sollte, was in den sozial am weitesten emporgestiegenen Familien an Nachkommen verloren geht. Auch Lorenz äußert sich ganz ähnlich, wenn er schreibt: „Der Fortgang der Geschlechter beruht auf der gleichen Unerschöpflichkeit der männlichen wie der weiblichen Erbschaftsmasse, und so ist dafür gesorgt, daß das, was man als das Wesen des Aussterbens erkannt hat, immer nur ein individueller Vorgang bleibt, welcher die Gattung als solche nicht zu berühren vermag. Immer wieder steht der individuell entwickelten Schwäche die Totalität der vererbbaren Eigenschaften des Durchschnitts gegenüber, welche das Fortleben der Gattung sichert. Immer wieder ist es nur der einzelne Fall, bei dem sich infolge von Vererbung dessen, was man das höhere geistige Leben zu nennen pflegt, die Reproduktion vermindert. Und immer wieder sorgt die Unerschöpflichkeit der Natur für die Erhaltung dessen, was im allgemeinen als Inbegriff menschlicher Eigenschaften erscheint". Übrigens ist auch Fahlbeck selbst weit davon entfernt, die von ihm konstatierten Tatsachen in ihrer Bedeutung für die Rasse zu überschätzen. Er sieht im Gegenteil in dieser beständigen Erneuerung der obersten Klassen durch den Aufstieg von unten eine notwendige Voraussetzung für das Blühen und Gedeihen eines Volkes: „Un renouvellement modéré, qui rajeunit peu à peu les hautes classes par les éléments venus d'en bas, est la condition indispensable de la bonne santé d'un peuple". Der Autor fährt fort, eine Gefahr für die Gesamtheit träte erst dann ein, wenn eine allgemeine Entvölkerung durch Aussterben auch der unteren Klassen statt hätte. Dann erst sei der Untergang ganzer Völker, wie wir ihn als Abschluß der klassischen Perioden beobachtet hätten, zu befürchten. Eine solche Gefahr bestände für die modernen Kulturen, wenigstens für absehbare Zeiten, noch nicht, da wir, mit Ausnahme Frankreichs, überall eine beträchtliche Zunahme der Bevölkerung konstatieren könnten. Allerdings beruhte diese Volksvermehrung im wesentlichen auf einer Verminderung der Sterblichkeit, und dieser Vergrößerung der Lebensdauer sei selbstverständlich eine natürliche Grenze gesetzt. Sei diese erreicht und die relative Kinderabnahme nähme weiter zu, dann würden wir in der Tat einer ernsten Gefahr gegenüberstehen.

Diese optimistischen Auffassungen werden nun von vielen Autoren nicht geteilt. Sie gehen bei ihrem Widerspruch von einer ganz bestimmten Voraussetzung aus, die Lorenz und Fahlbeck nicht für gegeben erachten. Für die Gesamtheit des Volkes muß die ungenügende Fortpflanzung der intellektuell Tüchtigsten so lange gleichgültig bleiben, als dieses Volk hinsichtlich seiner Erbqualitäten als homogen, als gleichwertig zu gelten vermag. Ist das Ganze ein Stamm, der nur verschiedene Blüten von ungleicher Schönheit treibt, so ist es gleichgültig, welchen Teilen die Fortpflanzung obliegt; immer wieder werden besonders wertvolle Varietäten gebildet werden, und es ist nicht notwendig, daß gerade diese zugleich auch die Keime für die nächste Generation liefern. So fassen Lorenz und Fahlbeck die Sachlage auf. Aber, wie gesagt, ihre Ansicht wird neuerdings entschieden bestritten. Auf der Lehre Gobineaus von der Ungleichwertigkeit der Menschenrassen haben Lapouge, Retzius, Wilser und besonders Woltmann mit seiner Schule die Theorie aufgebaut, alle europäischen Völker wären ungleichmäßig zusammengesetzt. Die ganze europäische Zivilisation soll die Leistung einer bestimmten, der blonden, germanischen Rasse sein. Woltmann hält es für bewiesen: „daß der großgewachsene und großschädelige Mensch mit frontaler Dolichocephalie und heller Pigmentierung, also die nordeuropäische Rasse, der vollkommenste Repräsentant des Menschengeschlechtes ist und das höchste Produkt der organischen Entwicklung darstellt". Als Beweis für diese Behauptung werden die Ergebnisse von Schädelmessungen angeführt, sowie die angeblich allgemeine Regel, daß die Angehörigen der höheren Stände und Berufe überall eine größere Statur, ein Erbteil eben dieser germanischen Rasse, auszeichne. Überall in den führenden Staaten und in den führenden Stellungen solcher Staaten soll germanisches Vollblut und germanisches Mischblut überwiegen. Das sei nicht nur heute so, sondern sei zu den Zeiten der Griechen und der Römer ebenso gewesen, und alle großen Kulturleistungen seien das Werk eben dieser Menschenart.

Unter diesem Gesichtswinkel betrachtet, gewinnt die Behauptung, die Kultur verzehre die Menschen, in der Tat ein ganz anderes Gesicht. Die nordischen Scharen, so lehren Woltmann und seine Schule, seien in Indien, Persien, Griechenland und in Rom, seien also überall da, wo sie Kultur erzeugt hätten, einem naturgesetzlichen Ausjätungsprozeß unterworfen worden, und eben deshalb seien die von ihnen errichteten Reiche mit ihnen zugrunde gegangen. Die ersten Anzeichen dieser Entwicklung aber ließen sich auch in unseren Zeiten nachweisen. In den höheren Ständen fielen die Langköpfe bereits einem langsamen Vertilgungsprozesse zum Opfer (Hermann Wilser und O. Fraes). Die Bevölkerung Deutschlands sei nur noch zum Teil germanisch, und besonders der Süden und Osten sei von dunkeln Rundköpfen oder von Mischlingen besetzt. Durch systematische Ausgrabungen habe sich feststellen lassen, daß der Schädelindex von Jahrhundert zu Jahrhundert zunimmt.

Es ist außerordentlich schwer, eine bestimmte Stellung dieser Theorie gegenüber zu gewinnen. Die eben referierten Anschauungen werden mit derselben Leidenschaftlichkeit vertreten wie bekämpft. Und was die objektive Beurteilung besonders schwierig macht: der Standpunkt, den die einzelnen Gelehrten der Hypothese gegenüber einnehmen, wird zum Teil in offensichtlicher Weise durch ihre eigene Rassenangehörigkeit bestimmt. Dazu sind die Theorien sowohl wie die Kenntnis der Tatsachen, die ihr zugrunde liegen, doch zum Teil relativ jungen Datums und bedürfen gründlicher Nachprüfung. Noch Virchow hatte aus der eben erwähnten Feststellung, daß der Schädelindex allmählich zunimmt, geschlossen, die Rundköpfe seien intellektuell leistungsfähiger als die Dolichocephalen. Übrigens macht Löwenfeld neuerdings darauf aufmerksam, daß die größten deutschen Philosophen, Schopenhauer und Kant, Brachycephalen gewesen seien. Und das geben selbst die begeistertsten Anhänger der Woltmannschen Theorie zu, daß unter den hervorragendsten Persönlichkeiten der deutschen Geschichte — genannt seien z. B. Luther und Goethe — zum mindesten die Mischlinge eine ziemlich erhebliche Rolle spielen.

Wir werden an dieser Stelle von einer endgültigen Stellungnahme dieser Meinungsverschiedenheit gegenüber um so eher absehen können, als eine Entartungsgefahr im psychiatrischen Sinne aus Woltmanns Theorie in keinem Falle abgeleitet zu werden brauchte. Das Ergebnis eines Vorganges im Sinne dieser Hypothese würde in jedem Falle nur eine allgemeine Verflachung, ein Sinken des intellektuellen Durchschnittsniveaus und damit natürlich eine Abnahme der politischen, künstlerischen und wissenschaftlichen Leistungsfähig keit eines Volkes sein. Also eine Verschlechterung der Art, eine Entartung im weiteren Sinne. Dagegen ist absolut nicht einzusehen, inwiefern auf diesem Wege nervöse Störungen oder gar Geisteskrankheiten entstehen sollten [1]). Übrigens ist das niemals geradezu behauptet worden, wohl aber sind nicht ganz selten in ziemlich unklarer Weise der Begriff der psychiatrischen Degeneration und der der Entartung im anthropologischen Sinne vermischt oder gar gleichgesetzt worden.

Zusammenfassend läßt sich als Ergebnis dieses Kapitels folgendes feststellen:

Die Wirkung der Selektion ist beschränkt; sie vermag vorhandene Anlagen zu isolieren, sie vielleicht in ihrer Intensität zu steigern und sie neu zu gruppieren. Möglicherweise können auf diese Weise endogene Geisteskrankheiten entstehen, psychopathologische Eigenschaften aus gesunden herausgezüchtet werden. Eine allgemeine Entartungsgefahr aber kann aus dieser Möglichkeit nicht abgeleitet werden, weil kranke Qualitäten bei der weiteren Vererbung mindestens eben so häufig verschwinden werden, als sie vorher entstanden waren.

Dagegen ist eine Verschlechterung der Art denkbar unter der Voraussetzung, daß das Volk, um das es sich im gegebenen Falle handelt, von vorneherein aus verschiedenen Rassen gemischt war. Die Abnahme der Fruchtbarkeit in den höheren Ständen ist in

1) Um diese Behauptung nicht ganz ohne exakten Beweis zu lassen, habe ich durch Herrn cand. med. Georgi die Beziehungen zwischen Schädelindex und Art der Psychose bei den in die Freiburger Klinik aufgenommenen Geisteskranken untersuchen lassen. Dabei haben sich bemerkenswerte qualitative Unterschiede nicht herausgestellt. Aber es ergab sich — nach Ammons gründlicher Untersuchung gerade der badischen Bevölkerung war ja das Vergleichsmaterial leicht zu erhalten — daß für alle badischen Bezirke der Schädelindex der Geisteskranken kleiner war als der der gesunden Bevölkerung. Das wird wohl ein Zufall sein. Die ganze Arbeit war ja überhaupt nur als ein orientierender Versuch, als Vorprüfung der Frage gedacht, ob systematische Untersuchungen derart, die auch die Haar- und Augenfarbe und die Körpergröße berücksichtigten, lohnend erscheinen könnten. Aber mit dieser Frage hat jedenfalls auch die verneint werden können, ob die Rundschädel zu Psychosen mehr disponiert seien, als die Dolichocephalen.

Kulturen von der Art der unsrigen eine regelmäßig wiederkehrende Erscheinung; trifft die erwähnte Voraussetzung also zu, so muß das Ergebnis eine Verpöbelung des Ganzen sein. Diese Verpöbelung wäre jedoch mit einer nervösen Entartung im psychiatrischen Sinne nicht identisch, und außerdem ist die gemachte Voraussetzung bisher keineswegs als richtig erwiesen. Ist sie falsch, so wird die durchschnittliche nervöse Leistungsfähigkeit eines Volkes durch die Abnahme der Kinderzahl in den höheren Ständen nicht beeinträchtigt werden.

Anhangsweise mag an dieser Stelle zu der oben schon berührten Frage Stellung genommen werden, ob die menschliche Gesellschaft in ihrem eigenen Interesse berechtigt oder gar verpflichtet ist, die Vererbung endogener Krankheitsanlagen durch die **Kastration psychopathischer Individuen** zu verhindern.

Wir sind mit R. Sommer geneigt, diese Frage bedingungslos zu verneinen. Gewiß wäre es im höchsten Grade wünschenswert, wenn wir die Familien und das ganze Volk für alle Zukunft vor diesen Formen geistiger Störungen bewahren könnten. Auch das ist zuzugeben, daß die Kastration der Menschen, die solche Anlagen in sich tragen, das mildeste wirksame Mittel zur Erreichung dieses Zweckes darstellen würde. Aber Träger dieser Anlagen sind eben nicht bloß ausgesprochen geisteskranke Individuen. Soll die Maßnahme wirklich praktische Erfolge für die Gesamtheit haben, dann müssen nicht bloß zahlreiche Insassen der Irrenanstalten und der Zuchthäuser, sondern zugleich unendlich viele leicht nervöse Psychopathen und wahrscheinlich ebenso viele Gesunde zwangsweise operiert werden. Wer etwas anderes vorschlägt, der übersieht die Tatsachen der latenten Vererbung oder er versucht das Meer mit einem Becher auszuschöpfen. Was soll es helfen, wenn wir nur die an der Fortpflanzung verhindern, die aus irgend einem Grunde — wie Rieger sagen würde: — Objekt der Anstaltspsychiatrie oder Objekt der Strafrechtspflege geworden sind. Ihre Brüder und Schwestern werden die kranken Anlagen ja doch weiter geben.

Aber die Frage hat noch eine Kehrseite, wie die meisten Bestrebungen der modernen Rassenhygiene ihre Kehrseite haben. Das von Virchow erwähnte Beispiel des erblichen Aussatzes sollte uns als Warnung dienen. Verleiht uns unser Wissen über die Vererbung der Geisteskrankheiten wirklich das Recht, die Beunruhigung des großen Publikums, die die psychiatrische Hereditäts- und Entartungslehre (leider!) bisher schon verursacht hat, noch weiter zu verstärken? Schon heute werden gerade die ethisch wertvollsten Elemente der Gesellschaft allzu leicht durch ein übertriebenes Verantwortungsgefühl davon abgehalten, eine Familie zu begründen. Die robusteren Naturen, die trotz aller Warnungen heiraten und Kinder zeugen, sind vom Rassenstandpunkt aus ganz gewiß viel bedenklichere Erblasser, als mancher von diesen angeblichen „dégénérés supérieurs". Zudem wird das Mißtrauen gegen die wissenschaftliche Psychiatrie durch praktische Vorschläge dieser Art oder gar durch die ganz unvermeidlichen Härten bei ihrer Ausführung reichliche neue Nahrung bekommen. Der Erfolg aber wird wieder der sein, daß hie und da ein armes Opfer kastriert wird, und daß das Gros sich dieser Maßnahme zu entziehen weiß.

Im Grunde ist es erstaunlich, daß es Psychiater gibt, die solche Gesetze fordern. Wir verlangen seit Jahrzehnten „sichernde Maßnahmen" gegen die „Vermindert-Zurechnungsfähigen". Kaum aber sind sie im Vorentwurf eines deutschen Strafgesetzbuches vorgeschlagen worden, da protestieren deutsche Irrenärzte gegen ihre Einführung. Weshalb? Weil nicht unbegründete Zweifel an der praktischen Durchführbarkeit dieser Bestimmungen bestehen, und weil gerade die Psychiatrie möglicherweise außerstande sein wird, die bei ihrer Anwendung nötige Hilfe zu leisten. Sollte ein Gesetz über die Kastration geisteskranker Individuen leichter durchzuführen sein? Und würden wir die Verantwortung, die bei seiner Anwendung den Psychiater träfe, wirklich tragen können? Und endlich: würde der minimale Nutzen, der im besten Falle erzielt werden könnte, die enormen Nachteile aufwiegen, die durch die ständige Beunruhigung des Publikums und durch das Mißtrauen gegen die mit der Ausführung eines solchen Gesetzes betrauten Behörden herbeigeführt werden müßte?

Richtig ist, wie gesagt, daß es andere und mildere Mittel zur Lösung derselben Aufgabe nicht gibt; denn das oft vorgeschlagene Eheverbot setzt einen Respekt der beteiligten Kreise vor dem Standesamt voraus, dem wir in der Praxis kaum begegnen würden.

VI. Kultur und Entartung.

Wir haben bisher die Bedingungen kennen zu lernen gesucht, die von vielen als Voraussetzung der nervösen Entartung angesehen werden, und haben gefunden, daß die Notwendigkeit einer solchen Degeneration für unser Volk und für lebende Kulturvölker überhaupt aus diesen Bedingungen nicht abgeleitet werden kann. Aber dabei handelt es sich immer nur um Möglichkeiten und zum Teil nur um theoretische Spekulationen. Wir wollen jetzt der praktisch und theoretisch gleich wichtigen Frage näher treten, ob sich denn **wirklich** Symptome bestehender Entartung in unserem Zeitalter nachweisen lassen.

Die Behauptung eines fortschreitenden Verfalles wird heute in allen möglichen literarischen Produktionen bis zum Überdruß wiederholt, und gewöhnlich ist es nicht oder doch nicht bloß die Abnahme der Geburtenzahl oder die Verminderung der körperlichen Widerstandsfähigkeit, sondern gerade die nervöse Entartung, die man in den schwärzesten Farben als das Schicksal unserer Generation und derjenigen, die ihr folgen werden, zu schildern pflegt. Erinnert sei an das Wort von dem nervösen, überhasteten, erschlafften Zeitalter, an das von der müden, verbrauchten Kultur, an die Klagen über eine innerlich zersetzte Literatur und über eine krankhaft verirrte Kunst, an die Behauptungen von moralischem Zerfall und von rapider Zunahme von Verbrechen, Sittenlosigkeit und Selbstmord und endlich auch an die bestimmten Angaben über eine Vermehrung der Geistes- und Nervenkrankheiten. Das ist es etwa, was der Entartung unserer Tage ein besonderes Gepräge geben soll.

Wir werden die Frage, ob wir entartet sind, nicht beantworten können, ehe die Vorfrage gelöst ist, **woran denn überhaupt Völker zugrunde gehen,** und welche Zeichen es sind, die den beginnenden Verfall ankündigen. Wir sahen schon früher, Entartung ist immer ein Vorgang, der nur an einer Folge von mehreren Geschlechtern studiert werden kann. Schon deshalb ist es außerordentlich schwer, ohne Vergleich über den nervösen Gesundheitszustand der Generation, der man selbst angehört, ins Klare zu kommen. Zudem fehlt uns die Distanz und somit auch die Objektivität, die erforderlich wäre, um die Krankheitssymptome unserer eigenen Zeit richtig beobachten und beurteilen zu können. Insofern wird es zweckmäßig sein, zunächst abgeschlossene Vorgänge, den Verfall also historischer und von der geschichtlichen Bühne bereits abgetretener Völker ins Auge zu fassen.

Die populären Auffassungen, die bis weit in wissenschaftliche Kreise hinein in dieser Beziehung gelten, sind außerordentlich einfach. Danach soll die Degeneration und der Untergang dem Aufstieg der Kultur mit derselben

Gesetzmäßigkeit folgen, mit der Greisenalter und Tod den normalen Abschluß des Einzellebens bilden. Die Degeneration muß unter bestimmten Verhältnissen nach Verlauf einer Anzahl von Generationen ebenso sicher eintreten, wie der Herbst auf den Sommer folgen muß, sagt Reibmayr. Selbstverständlich handelt es sich bei alledem nur um Bilder, aber es ist nicht zu leugnen, daß diese Bilder die Gedanken selbst wissenschaftlicher Arbeiter in ganz bestimmte Richtungen gelenkt haben.

„Der Ursprung der Völker liegt im Dunkeln", schreibt Th. Ribot[1]), „sie steigen empor, legen die Proben ihrer Kräfte ab und gelangen dann mit verhängnisvoller Notwendigkeit dahin, wo sie nur noch der Geschichte angehören . . . . Jede Familie, jede Rasse birgt bei ihrer Entstehung ein gewisses Maß von Lebenskraft in sich, eine Summe leiblicher und geistiger Anlagen, die mit der Zeit zutage treten müssen . . . . Sobald dieser Vorrat von Lebenskraft und Anlagen sich zu erschöpfen beginnt, beginnt der Verfall".

Diese Anschauung ist niemals bewiesen worden, und man kann heute ohne Vorsicht aussprechen, daß sie grundfalsch ist. Einrichtungen werden alt, und die einzelnen Menschen werden es, aber die Familien und die Völker teilen dies Schicksal nicht, und nicht deshalb gehen sie zugrunde. Aber wie gesagt, für viele ist dies Altwerden so selbstverständlich, daß sie die Frage, ob wir entarten müssen, gar nicht mehr der Erörterung für wert halten; nur das Stadium des Verfalles, in dem wir uns befinden, erscheint ihnen noch fraglich.

Merkwürdigerweise bezieht sich aber diese Sorge stets nur auf ein einziges Volk oder auf eine einzelne Rasse. Über die Zukunft der Menschheit als solcher pflegt man ganz im Gegenteil durchaus optimistisch zu denken. Hier besteht der Glaube an einen gesetzmäßigen Fortschritt. Ob in gerader, aufsteigender Kurve oder in Form einer Spirale, in jedem Falle soll das Schicksal die Menschheit vorwärts führen. „Das Genie von heute wird der normale Mensch von morgen sein", sagt Pelmann. Es ist klar, wie eng diese Idee mit der von Darwin durchgeführten Entwicklungstheorie zusammenhängt, und als Glieder dieser großartigen Weltauffassung sind auch der Fortschritts- und der Entartungsgedanke innig miteinander verknüpft. Das Einzelvolk wird dabei als ein Opfer gedacht, das dem Fortschritt des Ganzen gebracht wird. Es ist vergänglich, wie die Blüten sind, die ein Baum treibt, dessen Gedeihen im ganzen das Kommen und Gehen von Frühling und Herbst nichts anzuhaben vermag.

Weshalb beinahe alle Menschen, die über solche Fragen nachgedacht haben, dieser Illusion — denn es ist eine — unterlegen sind, das ist leicht einzusehen. Die menschliche Ungeduld schafft sie, die Hoffnung, auf den großen Entwicklungsprozeß der Natur, der der unmittelbaren Betrachtung verschlossen ist, wenigstens durch das Fernglas der Geschichte einen Blick zu tun. Die Hoffnung hat sich nicht erfüllt. Die ruhige und objektive Betrachtung der historischen Tatsachen hat nichts ergeben, was Pelmanns Optimismus zu stützen vermöchte. Fast alle großen Historiker, viele Anthropologen und manche Philosophen der neueren Zeit — genannt seien Gobineau, Lotze, Ranke, Treitschke, Lorenz — haben den Fortschrittsgedanken abgelehnt,

1) Schallmayer S. 300.

und Galton ist sogar der Meinung, unsere Begabung stünde tief unter der des hellenischen Volkes zur Zeit seiner Blüte. Das könnte richtig sein und die Kurve der menschlichen Intelligenz im ganzen doch ansteigen, und deshalb wiegt schwerer als das Ergebnis eines solchen Einzelvergleiches das allgemeine Urteil von Lorenz: daß sich der historische Mensch nachweislich weder physisch noch intellektuell irgendwie wesentlich geändert habe. Der Eindruck des Fortschrittes beruht einfach darauf, daß jede Generation auf den Schultern der vorhergehenden steht und ihre Leistungen, insbesondere die technischen, fertig übernimmt. Eine Steigerung der Intelligenz ist aus den Tatsachen der Geschichte ebensowenig abzuleiten, wie eine Zunahme der Sittlichkeit (Schemann), und vielleicht die größten Leistungen der Menschheit, wie die Entdeckung der Feuerbereitung z. B., fallen in die frühesten Stadien ihrer Entwicklung (Morgan). So spottet Chamberlain nicht mit Unrecht über das „Wahngebilde einer fortschreitenden und rückschreitenden Menschheit".

Denn das ist gewiß richtig: Wenn sich in historischen Zeiten ein Fortschritt der Menschheit nicht nachweisen läßt, dann ist auch die Möglichkeit ihrer Entartung beinahe ausgeschlossen. Selbst unter der Voraussetzung, daß jede Nation, deren Kultur mit der unsrigen verwandt ist, durch Ausrottung der Besten und durch allgemeine Entvölkerung gesetzmäßig zugrunde gehen sollte, so würden noch für unabsehbare Zeiten andere Rassen von unverbrauchter Tüchtigkeit an ihre Stelle treten können. Aber auch wenn diese Reserven wirklich erschöpfbar sein sollten, so wäre der schließliche Untergang der ganzen Menschheit als Endergebnis dieser Entwicklung immer nur dann zu befürchten, wenn unsere kulturellen Einrichtungen mit jeder Kultur überhaupt identisch wären. Das Beispiel Chinas zeigt aber, daß der Völkertod nicht jeder Zivilisation zu folgen braucht, und schon deshalb wird das Schicksal der Menschheit als ganzes durch alle diese Befürchtungen nicht berührt. „Um den Menschen als solchen braucht uns nicht bange zu sein" (Hoche).

Also nur die Episode, das Schicksal der einzelnen Völker steht zur Erörterung. Wir wollen fragen, ob das wahr ist, daß jede Kultur von der Art der unsrigen den Untergang nach sich ziehen muß, nach sich gezogen hat, und ob also auch wir zugrunde gehen müssen, wie Savigny und andere meinen.

Eines steht fest: beinahe alle Völker, mit denen eine Parallele möglich ist, sind nach einiger Zeit von der Bühne abgetreten, sind untergetaucht oder sogar vollkommen ausgetilgt worden. Auch das ist richtig, daß die beiden großen Nationen, deren Geschichte wir aus mannigfachen Gründen am besten kennen, die Griechen und die Römer, vor diesem Untergang viele Zeichen des moralischen Verfalls, die wir heute bei uns wiederzuerkennen glauben, geboten haben. Die großen Zusammenhänge ihres Schicksals sind damit aber gewiß noch nicht aufgeklärt.

Wenn wir die Kette der Erscheinungen, die dem gänzlichen Zusammenbruch dieser Kulturen vorangegangen sind, rückläufig verfolgen, so bildet ihr letztes Glied unzweifelhaft das Aussterben, die quantitative Abnahme der Bevölkerung. Die Nation verliert die physische Kraft, ihre Stellung äußeren Feinden gegenüber zu behaupten. Auch die Ursachen dieser Entvölkerung, die gesetzmäßig in den obersten Ständen beginnt, sind ziemlich unbestritten. Ob zufällige Erscheinungen, die nicht verallgemeinert werden können, wie Bürgerkriege und Proskriptionen, dabei sehr erheblich mitgewirkt haben, mag dahingestellt bleiben und ebenso, ob die Abnahme der Geburtenziffer auch durch die Verbreitung sexueller Perversionen und durch eine Abnahme der physischen Fortpflanzungsfähigkeit bedingt gewesen ist. Entscheidend war für Rom und Hellas der gleiche Vorgang, der das heutige Europa wieder gefährdet: die gewollte Beschränkung der Kinderzahl.

Daß dieser Vorgang soziale Ursachen hat, braucht nicht bewiesen zu werden. Die Schwierigkeiten beginnen erst bei der Frage, ob diese sozialen Zustände primär wirksam geworden sind oder sekundär als Folge einer qualitativen Verschlechterung des Volkes. Die Kultur, und zwar die besondere Art der hier in Frage kommenden Kulturen würde in jedem Falle die Schuld tragen, darüber sind sich die beiden Theorien, die sich an diesem Punkte gegenüberstehen, einig; fraglich ist nur, ob das Milieu allein und direkt zur Abnahme der Geburtenziffer Veranlassung gegeben oder ob zwei Faktoren: soziale Verhältnisse **und** eine Änderung in der Zusammensetzung des Volkes eine verhängnisvolle Wechselwirkung entfaltet haben.

In welcher Weise das der Fall gewesen sein soll, hörten wir früher. Eine ungleichartige Mischung des Volkes von jeher, Aufsteigen der allein kulturfähigen (angeblich germanischen) Rasse zu führenden Stellungen, im Gefolge dessen Verminderung ihrer Fortpflanzungsfähigkeit, ihr allmählicher Verbrauch und Ersatz durch minderwertige Stämme; für das Ganze in dem Tempo dieser „Verpöbelung" ein Sinken der intellektuellen und moralischen Kraft, zunehmende Entwicklung von persönlichem Egoismus auf Kosten des Staates, von Sittenlosigkeit, Verbrechen, schließlich von Ehescheu und Kinderlosigkeit auch bei der großen Masse und damit als Abschluß das Aussterben selbst, die physische Schwäche äußeren Feinden gegenüber, der Völkertod.

Der Unterschied zwischen dieser Theorie und der Auffassung, die noch Mommsen und viele Historiker nach ihm vertreten haben, liegt einzig in der Beurteilung des Rassenmomentes. Für Mommsen war die kapitalistische Wirtschaftsordnung die alleinige Ursache des Verfalles und auch in Friedlaenders bekannter Sittengeschichte Roms finden wir nichts von Rassentheorien und von der Ausrottung der Besten, sondern stets nur soziale Verhältnisse und ihre Wirkung auf die Gestaltung der Sitten. Natürlich könnten diese gesellschaftlichen Zustände schon die sittliche und intellektuelle Minderwertigkeit ihrer Schöpfer wiederspiegeln, aber dann wäre diese Verschlechterung der führenden Köpfe doch selbst wieder durch soziale Einflüsse herbeigeführt worden. Insofern schließen sich beide Theorien nicht aus, die eine fügt in die auch von ihr anerkannte Kausalkette der anderen nur ein neues Glied ein, das den Vorgang komplizierter erscheinen läßt, ihn aber im Prinzip und vor allem im Erfolg nicht ändert.

Welche Anschauung recht hat, wird sich heute kaum entscheiden lassen. Die Entscheidung wäre jedoch wichtig für die Frage, ob eine Entartung im weitesten Sinne, eine von Generation zu Generation zunehmende Verschlechterung der Art überhaupt mitwirkt beim Untergang der Völker. Das Aussterben an sich ist so wenig Entartung, wie der Tod als solcher Krankheit ist. Wohl aber müßte man von Degeneration sprechen, wenn Woltmann recht hätte, und wenn die ererbten Qualitäten der Bevölkerung durch eine Verschiebung der Rassenverteilung von Geschlecht zu Geschlecht an Wert verlören.

Aber Entartung im psychiatrischen Sinne wäre auch das noch nicht. Nervöse Entartung ist Krankheit, und krank ist eine minderwertige Rasse, die eine höherstehende ablöst, doch darum nicht. Also muß die Frage erst untersucht werden, ob Degenerationserscheinungen im psychiatrischen Sinne beim Untergang der Völker eine Rolle gespielt haben oder überhaupt nachweisbar sind.

Auch das erscheint vielen als selbstverständlich. So entrüstet man Heinroths psychiatrische Lehre in anderem Zusammenhange ablehnt, daß in Zeiten des politischen Niederganges aus zunehmender Sittenlosigkeit schließlich auch Geisteskrankheiten gesetzmäßig entstünden, das setzt man als bewiesen voraus. In Wirklichkeit wissen wir gar nichts davon, daß in den letzten Epochen Roms und Griechenlands — außer den Neurosen, von denen später noch die Rede sein soll — auch ausgesprochene Seelenstörungen häufiger gewesen wären als vorher. Von den sonstigen nervösen Krankheiten dieser Zeit aber werden wir später hören, daß sie als Symptome des Untergangs nicht ohne weiteres aufgefaßt werden können. Allerdings, wenn man den Begriff der nervösen Störungen so weit ausdehnt, daß alle sittlichen Entgleisungen ohne weiteres in ihn aufgenommen werden, dann läßt sich in Rom wie in Griechenland eine erhebliche Verschlechterung der psychischen Gesundheit konstruieren. Aber gerade darin ist wohl besondere Vorsicht notwendig. „Nicht alles ist deshalb krankhaft", schreibt Pelmann, „weil es dem gewöhnlichen, natürlichen Menschenverstande unverständlich ist, denn auch in der Liebe gibt es schlechten Geschmack. Zumal in den Zeiten der Erschlaffung steigert sich die Sinnlichkeit, und wir stoßen daher bei den Kulturvölkern, z. B. den Griechen und Römern, auf eine Zunahme der sexuellen Vergehen als ein Zeichen der Entartung und des Niederganges, einer moralischen Verwilderung, die uns auch späterhin episodisch als Maitressenwirtschaft entgegen tritt". Und Schallmayer führt die Päderastie, die bei den Römern in den letzten Zeiten grassiert hat, direkt auf das zu große Angebot orientalischer Frauen zurück.

Also um wirkliche Krankheit handelt es sich bei alledem nicht; aber natürlich sind Sittenlosigkeit und Verbrechen selbst Symptome des Verfalls, und insofern werden wir auch auf sie achten müssen, wenn wir unsere Zeit mit denen vergleichen wollen, die bei anderen Völkern dem Untergang vorangegangen sind.

Jedes Wort darüber, daß die Existenz der europäischen Völker gefährdet erscheint, ist heute entbehrlich. A. Harnack wird gewiß recht haben mit seiner düsteren Prophezeiung: „Unsere Kultur geht dem sicheren Untergange entgegen, und wir werden schließlich den mongolischen Rassen weichen müssen, wenn wir die abschüssige Bahn nicht verlassen, die durch das Sinken der Ehefrequenz und der Geburtenziffer bei den romanischen und nunmehr auch bei den germanischen Völkern bezeichnet wird". Bei uns liegen die Bedingungen des Völkertodes vor, in China fehlen sie. Dort lassen religiöse Vorschriften und gesellschaftliche Anschauungen eine möglichst große Kinderzahl ebenso erstrebenswert erscheinen, wie bei uns die sozialen Verhältnisse eine Einschränkung des Familienzuwachses ohne weiteres nahelegen. So kommt es, daß bei uns gerade in den führenden Kreisen die Geburtenzahl beständig sinkt, während in den entsprechenden sozialen Schichten Chinas eine besonders zahlreiche Familie mit Bewußtsein angestrebt wird.

Aber auch diese Gefahr, die „gelbe Gefahr", von der heute so viel gesprochen wird, ist bisher wenigstens keine dringende. Nur in den Vereinigten Staaten und in Frankreich nimmt die Bevölkerungszahl heute schon ab. In allen übrigen Kulturstaaten läßt sich vorläufig noch eine Zunahme konstatieren. Allerdings beruht diese Zunahme im wesentlichen auf einer Verringerung der Sterblichkeit, und dieser sind natürliche Grenzen gesetzt. So werden wir, falls die Geburtenziffer weiter herabgeht, schließlich doch einer Verringerung der Bevölkerungszahl entgegen gehen müssen. Erst wenn es so weit ist, wird in der Tat eine dringende Gefahr für die Existenz der alten europäischen Kulturvölker vorliegen.

Aber das berührt, wie gesagt, unsere eigentliche Aufgabe nur mittelbar. Wir wollten fragen, ob sich eine von Generation zu Generation fortschreitende Verschlechterung des nervösen Gesundheitszustandes bei uns nachweisen läßt. Vielleicht wird sich die Frage leichter beantworten lassen, wenn wir vorher die Tatsachen kurz referieren, die für das Vorliegen einer **körperlichen Entartung** angeführt zu werden pflegen. Auch diese soll ja eine unmittelbare Folge unserer Zivilisation sein.

Besonders Donath und Kende glauben einen physischen Rückgang der Bevölkerung Europas nachgewiesen zu haben. Ihre Schlußfolgerungen stützen sich zum großen Teil auf die Ergebnisse des Aushebungsgeschäftes — also auf eine mit vielen Fehlern behaftete Methode (Brentano, M. v. Gruber). Es ist außerordentlich zweifelhaft, ob die relative Abnahme der als militärtauglich befundenen Männer, die im Deutschen Reiche z. B. nachweisbar ist, auf strengere Auswahl oder auf ein wirkliches Sinken der durchschnittlichen körperlichen Tüchtigkeit zurückgeführt werden muß. Schon die Tatsache, daß die Körperlänge der Ausgehobenen hier wie anderswo wächst, spricht gegen die zuletzt genannte Möglichkeit. Die populäre Meinung, unsere Vorfahren hätten an Körperlänge etwas vor uns voraus gehabt, ist übrigens ganz allgemein längst widerlegt worden (Häny-Lux, Schallmayer).

Dagegen ist wohl sicher, daß Zahnkaries und Myopie unter den Kulturvölkern um sich greifen (M. v. Gruber), obwohl der Feststellung wenigstens der ersten Erscheinung wiederum sehr erhebliche Fehlerquellen entgegenstehen. In noch höherem Grade gilt das von der vielfach behaupteten und durch v. Bunge bekanntlich mit der Trunksucht der Väter in Verbindung gebrachten angeblichen Abnahme des Stillvermögens.

Wie schwer objektive Daten über alle diese Verhältnisse zu gewinnen sind, geht aus der überraschenden Tatsache hervor, daß selbst die relative körperliche Tüchtigkeit der einzelnen Berufe von verschiedenen Hygienikern verschieden beurteilt wird. „Darüber", schreibt M. v. Gruber, „scheint doch kein Zweifel zu bestehen, daß im allgemeinen das Flachland und der landwirtschaftliche Beruf eine körperlich bessere Durchschnittsqualität von jungen Männern erzeugen, als die Stadt und die übrigen Berufe. Es stimmt dieses Ergebnis auch vollkommen damit überein, daß im allgemeinen die Lebensdauer der ländlichen und der landwirtschaftlich tätigen Männer größer ist als die der Städter. Wir wissen, daß die Sterblichkeit des bäuerlichen Berufes zu den niedrigsten gehört. Ohne Zweifel ist heute noch die bäuerliche Bevölkerung konstitutionell der wertvollste Teil eines Volkes . . . .“ Im Gegensatz dazu erklärt Kruse sehr entschieden, es sei nicht wahr, daß die ländliche Bevölkerung körperlich kräftiger und militärtauglicher [1]), nicht wahr, daß die städtische Bevölkerung körperlich entartet, und nicht wahr, daß die Städte ohne Zufluß vom Lande zum Aussterben verurteilt seien.

Die Frage muß also zunächst offen gelassen werden, bis die Schwierigkeiten, die ihrer Beantwortung entgegenstehen, einigermaßen beseitigt sind. Die größte ist wohl darin gelegen, daß Landbevölkerung und Landbevölkerung in den verschiedenen Teilen Deutschlands ganz heterogene Elemente darstellen, und daß sich somit auf rein statistischem Wege brauchbares Vergleichsmaterial nicht wohl gewinnen läßt.

Ein Einfluß des sozialen Niveaus auf die körperliche Tüchtigkeit steht jedenfalls außer allem Zweifel. Niceforo und de Lapouge haben festgestellt, daß Schulkinder, die aus der armen Bevölkerung stammen, physiologisch minderwertiger sind als die Kinder von Reichen und viel mehr körperliche Entartungszeichen zeigen. Die analogen Erfahrungen über Fürsorge- und Zwangszöglinge und über die Deszendenz von Verbrechern [2]) finden so vielleicht eine sehr einfache Erklärung.

Allerdings ist ein Einwand möglich: Man könnte sagen, entartete Menschen sinken auf der sozialen Stufenleiter herab, und nervös und körperlich rüstige steigen auf. So wäre es kein Wunder, wenn wir die Degeneration vornehmlich in den unteren Schichten anträfen. Aber es gibt doch auch Erfahrungen, die einen direkten Einfluß des Elends zunächst wenigstens auf die körperliche Konstitution direkt und unzweideutig beweisen.

In England hat man vor einigen Jahren eine besondere Kommission mit dem Studium der Entartung betraut. Sie kam zu dem Ergebnis (H. Fehlinger): Selbst in den niedersten sozialen Schichten sei nur Herabgekommenheit, aber keine ererbte Entartung nachweisbar; der inferiore körperliche Charakter dieser Bevölkerung, der die Folge der Armut und nicht des Lasters sei, würde während des Einzellebens erworben und auf die nächste Generation nicht übertragen; Anzeichen einer allgemeinen und fortschreitenden Entartung aber seien nicht vorhanden.

Diese Resultate sind von ganz außerordentlicher und grundsätzlicher Bedeutung. Grotjahn schließt aus ihnen: „Das Beispiel Englands macht wahrscheinlich, daß die großen gesundheitlichen Gefahren der städtischen Wohnweise und der industriellen Betätigung nicht irreparabel sind, und daß die Industrialisierung wohl eine temporäre Verkümmerung der beteiligten

---

[1]) Die Frage ist für das Entartungsproblem noch aus einem anderen Grunde interessant. Wenn Gruber Recht hätte, so würden notwendig noch genaue Erhebungen über den Alkoholkonsum der betr. Volksschichten in den einzelnen Landesteilen gemacht werden müssen; denn an und für sich spräche dieses Resultat gegen die degenerative Wirkung des Alkohols. Wenigstens für Baden hat nach meiner Erfahrung Wilmanns sehr mit Recht betont, daß in den Städten kaum mehr getrunken werden könne, als auf dem platten Lande getrunken wird.

[2]) Vgl. Aschaffenburg, Das Verbrechen und eine Bekämpfung.

Bevölkerung, aber nicht eine dauernde, unrettbar sich auf kommende Generationen weiter vererbende Degeneration zu bewirken vermag". — In Deutschland aber, fügt der Autor hinzu, träten heute die Gefahren zutage, die der Übergang vom Agrar- zum Industriestaat mit sich brächte. Die städtischen Arbeiter ernährten sich noch nicht wie die Städter und nicht mehr wie die Landbevölkerung; das Ergebnis sei ihre körperliche Minderwertigkeit. Ganz übereinstimmend urteilt Herkner (auf Grund des gleichen englischen Materiales): „Die Entartungsfrage ist ein Ernährungs- und Wohnungsproblem".

Vielleicht darf hier an eine ganz ähnliche Äußerung von de Vries erinnert werden, die wir früher zitiert haben, und die die flukturierenden Variationen in der Pflanzenwelt betraf. Auch diese Abweichungen vom Grundtypus sind nicht erblich, sondern von äußeren Faktoren abhängig, und de Vries nannte sie deshalb eine Erscheinung der Ernährungsphysiologie. Beim Menschen liegen die Dinge wohl ähnlich, und so mag vieles, was das Dogma von der Vererbung erworbener Eigenschaften als Symptom einer unaufhaltsamen Entartung zu deuten suchte, im Grunde nichts anderes sein als eine vorübergehende Folge sozialer Verhältnisse.

„Die Ungunst unhygienischer Verhältnisse, die Not des Lebens und die Krankheitsursachen drücken wie eine schwere Last auf den Volkskörper und hindern ihn, jene Gestalt anzunehmen, welche er seiner inneren Elastizität nach annehmen könnte. Nehmt diese Last weg oder vermindert wenigstens ihr Gewicht, und ihr werdet die mittlere Qualität der Generation emporschnellen und aus Verkümmerung sich entfalten sehen, ohne daß eine qualitative Verbesserung des Keimplasmas stattgefunden zu haben braucht." So schreibt ein Autor, dessen Kompetenz niemand anzweifeln wird: Max von Gruber.

Natürlich sind Anschauungen wie diese auf experimentellem Wege schwer zu beweisen. Aber wir verfügen immerhin über eine wertvolle Einzelerfahrung, die der bekannte Münchner Künstler und Sozialpolitiker von Berlepsch-Valendàs [1]) mitgeteilt hat, und die hier noch erwähnt sein mag.

Der englische Großindustrielle W. H. Lever beschäftigte in seiner Fabrik in Liverpool Tausende von Arbeitern, die mit ihren Familien unter ungünstigen Wohnungsverhältnissen und anderen Unzuträglichkeiten der Großstadt schwer litten. Die große Häufigkeit von Erkrankungen, namentlich der Lungen, sowie die Größe der Sterbeziffer im ganzen und der Kindersterblichkeit im besonderen bewiesen das ohne weiteres. Lever hat daraufhin seine Fabrik an die Küste verlegt und dort für seine Arbeiter eine musterhafte Gartenstadt errichtet, in der namentlich auch für eine hygienische Lebensweise der Kinder in jeder Weise gesorgt war. Das Ergebnis war, daß diese Kinder, die unmittelbaren Nachkommen der „degenerierten" städtischen Arbeiter, auf allen Altersstufen den Kindern der wohlhabenden Bevölkerung an Größe und Gewicht gleichstanden oder sie darin sogar übertrafen. Mit anderen Worten, bei ihren Eltern hatte gar keine vererbbare Degeneration, hatte keine Schädigung der Erbsubstanz vorgelegen — so selbstverständlich man das in solchen Fällen auch vorauszusetzen pflegt.

---

[1]) In der Anthropol. Gesellsch. München. 13. XII. 1907. Zit. nach Schallmayer S. 88.

Dies Beispiel mag die Reihe der Daten und Urteile beschließen. Die körperliche Entartung ist eine soziale Erscheinung, ist, medizinisch gesprochen, ein exogenes Leiden und ist heilbar. Gilt dasselbe von der psychischen, von der nervösen Entartung, darf das Wort Franz Oppenheimers: „Die Völker sterben nicht an Alterschwäche, sondern an vermeidbaren Krankheiten“ auch auf sie angewandt werden?

Was wir bisher an Tatsachen über Entartung kennen gelernt haben, spricht entschieden für diese Parallele. Nur die Theorien, die oft mit diesen Tatsachen verwechselt worden sind, sind gegen sie. Sie haben das Gespenst einer geheimnisvoll waltenden Kraft geschaffen, die unaufhaltsam durch erbliche Übertragung alle zufällig von den Vorfahren erworbenen Krankheiten in ihren Nachkommen vereinigen und so deren nervöse Gesundheit untergraben sollte. Diese Kraft existiert nicht, und auch die Wirkung der „Auslese“ ist, wie wir sahen, der nervösen Widerstandskraft nicht in dem Maße ungünstig, wie theoretische Spekulationen uns glauben lassen wollen. Eine ernste Gefahr dagegen erkannten wir in den großen Seuchen, im Alkohol und in der Syphilis, und wenn auch diese Gefahr hie und da überschätzt wird, ihr Bestehen kann niemand leugnen. Aber diese Übel sind rein sozialer Natur; sie sind zugleich im Prinzip heilbar und eben deshalb die besten Beispiele für „vermeidbare Krankheiten“ des Volkskörpers, die sich überhaupt denken lassen. Gibt es noch andere Ursachen nervöser Entartung, oder muß alle nervöse Entartung, jede fortschreitende Verschlechterung des nervösen Gesundheitszustandes, als exogen und damit, wenn nicht als vermeidbar, so doch als heilbar aufgefaßt werden?

Die Frage nach den sozialen Ursachen nervöser Störungen und insbesonders die, ob die moderne Kultur die nervöse Gesundheit unseres Volkes direkt, auf psychologischem Wege, untergräbt und dauernd schädigt, ist in den letzten Jahren wieder so häufig und von so verschieden denkenden Forschern erörtert worden, daß heute wenigstens eine allzu einseitige Behandlung des Themas vermieden werden kann.

Der Gedanke, daß die gesellschaftlichen Einrichtungen einer Epoche die nervöse Widerstandskraft der in ihr lebenden Menschen beeinflussen müßten, liegt ja so nahe, daß er in allen Zeiten wiederkehrt. Erst im Laufe der letzten Jahrzehnte war er etwas zurückgedrängt worden und hatte zunächst gegen die einseitige Überschätzung der Heredität und dann gegen die modernen Auffassungen über die Verschiedenheit der menschlichen Rassen verteidigt werden müssen. Kant sprach wohl nur die allgemeine Meinung seiner Zeit aus, wenn er die damaligen sozialen Zustände als Ursache der Geistesstörungen anschuldigte. Heute stehen wir dieser Auffassung wieder sehr nahe; v. Bechterew führt die nervöse Entartung direkt auf die kapitalistische Grundlage unserer Gesellschaftsordnung zurück, Lomer meint, die Neigung zu Geisteskrankheiten sei viel weniger von der Rassenzugehörigkeit als von der Art und Intensität der Kultur abhängig, und auch Kraepelin sieht, wie erwähnt, eine wesentliche Ursache der Degeneration in dem Zustande der „Domestikation“, in dem wir uns befinden. Selbst die Paralyse ist nach ihm außer durch die Lues auch durch die physischen und psychischen Schädlichkeiten des modernen Lebens bedingt. Darin berührt sich diese Auffassung eng mit der Edingers über die Bedeutung des Aufbrauchs für das Zustandekommen der

Nervenkrankheiten. Im einzelnen nennt Kraepelin (neben den bereits früher erwähnten Momenten): die zunehmende Verweichlichung, das ständige Wachsen der Bedürfnisse und die dadurch geschaffene Abhängigkeit, sowie die Abschwächung und Verkehrung der natürlichen Triebe (Nahrung, Schlaf, Geschlechtstrieb). Dazu käme die Vermehrung der Pflichten und in deren Gefolge das Gefühl der Unfreiheit, drückender Verantwortung und ständiger Sorge. Wie sehr sich dieses psychische Gepräge unserer Zeit in der speziellen Gestaltung der Nerven- und Geisteskrankheiten wiederspiegele, zeige die Häufigkeit von Selbstvorwürfen, Erwartungsangst, Zweifel- und Grübelsucht. Bei den Naturvölkern fehlten analoge Erscheinungen, und auch bei unserer Landbevölkerung seien sie außerordentlich selten.

Die Beweiskraft dieser Beobachtungen Kraepelins wird nicht unerheblich durch eine sehr einfache Überlegung eingeschränkt. Alle die Momente, die er anführt, brauchten zunächst nur die Gestaltung der Nervenkrankheiten, den Inhalt der Psychosen zu beeinflussen; eine Wirkung dieser Faktoren auch auf die Häufigkeit derartiger Leiden ist denkbar, aber nicht notwendig. Nur die Tatsachen werden die Frage entscheiden können, **ob als gesetzmäßige Folge hoher Kulturentwicklung die Geistes- und Nervenkrankheiten zunehmen müssen.**

Es gibt zwei Wege, auf denen die Lösung dieser Frage versucht werden kann. Sie sollen hier nacheinander beschritten werden. Einmal müßte festgestellt werden, ob bei ein und demselben Volke in dem Tempo seines Aufsteigens zur Zivilisation die Entstehung und Häufung nervöser Entartungserscheinungen nachweisbar ist, und sodann könnten gleichzeitig, aber auf verschiedener Kulturstufe lebende Völker in bezug auf ihren nervösen Gesundheitszustand miteinander verglichen werden.

Das Material, das zur Beantwortung der zweiten Frage in den letzten Jahren gesammelt worden ist, läßt klare und bindende Schlüsse noch nicht zu, und zwar vor allem deshalb, weil die Beurteilung der Tatsachen mit starken Fehlerquellen zu rechnen hat (Sioli, Hoche). Die wichtigste ist darin gelegen, daß wir da, wo greifbare Unterschiede in der nervösen Gesundheit verschiedener Völker zutage treten, gewöhnlich nicht wissen, ob wirklich das Milieu, der Kulturzustand, oder ob nicht vielmehr die Disposition, die Rassenzugehörigkeit maßgebend gewesen ist. Nur für einzelne Erfahrungen liegt die Erklärung relativ nahe, so für die schon erwähnte Beobachtung Kraepelins, daß die Bevölkerung Javas weniger als die Europas zu Selbstvorwürfen und Angstzuständen geneigt ist. Hier mag sich in der Tat das verschieden hohe Maß von innerer Spannung, von Sorgen und Verantwortungsgefühl, das die Mehrzahl des Volkes bedrückt, auch in der Gestaltung der Psychosen wiederspiegeln. Immerhin nehmen Spitzka, Bannister und Hectoen, Buschan und Pilcz eine besondere Tendenz wenigstens der germanischen und skandinavischen Stämme zu depressiven Verstimmungen als Rasseneigentümlichkeit an; gerade diese Stämme haben aber naturgemäß Kraepelin 'zunächst als Vergleichsobjekt gedient.

Im übrigen ist ein Einfluß des Milieus auf den Inhalt der Psychosen, auf die Äußerungen der Gehirnkrankheiten durch mannigfache Erfahrungen aller Art so sichergestellt, daß Unterschiede dieser Art für unsere Zwecke nicht erst aufgesucht zu werden brauchen. Beweisend für die schädliche Wirkung der Kultur aber wäre natürlich nur die Feststellung, daß sie die Geistesstörungen häufiger und schwerer werden läßt. Dieser Nachweis ist bisher nicht erbracht worden (Macpherson u. a.) — wenigstens dann nicht, wenn man manche Erscheinungen, die die Entwicklung der heutigen europäischen Kultur begleitet haben, wie Alkohol und Syphilis, nicht ohne weiteres der Zivilisation selbst zur Last legt. Wir kommen darauf gleich noch zurück. Aber es gibt doch noch andere Tatsachen, die hierher gehören. Bei den Malayen und bei den Negervölkern Australiens sowie in Afrika ist die Paralyse selten, obwohl die Syphilis nicht fehlt. Das läßt an einen schädlichen Einfluß der Kultur auf das Nervensystem denken, auf dessen Möglichkeit besonders Kraepelin hingewiesen hat. Die Lues ist ja sicher nur eine notwendige Voraussetzung der Gehirnerweichung, vielleicht ist die stärkere nervöse Überanstrengung im heutigen Daseinskampf die andere. Noch einmal sei an Edingers Aufbrauchtheorie erinnert. So würde sich nicht bloß die angebliche Zunahme der Paralyse in Europa, sondern auch ihr tatsächliches Fehlen bei manchen syphilitisch durchseuchten Naturvölkern erklären lassen. Aber man wird deshalb nicht übersehen dürfen, daß auch andere Erklärungen möglich sind. Gerade bei der Paralyse müssen wir doch damit rechnen, daß für ihre Entstehung entweder eine besondere Form der Lues im Sinne von Hitzigs bekannter Theorie [1]) oder aber eine bestimmte Disposition des Erkrankten notwendig ist. Diese Disposition brauchte keine erworbene und überhaupt keine individuelle zu sein. Ebensogut wie die geistige Überanstrengung könnte die Rassenzugehörigkeit oder wenigstens eine erbliche Veranlagung sonst, wie Naecke z. B. will, ihre Ursache darstellen.

Hätte Naecke recht, so würde ja die Tatsache der paralytischen Erkrankung selbst die angeborene Minderwertigkeit des Patienten beweisen; handelt es sich aber bei der Disposition um nichts weiter als um die Empfänglichkeit für ein bestimmtes Gift, die andere in diesem Grade nicht besitzen, so können wir diesen Tatbestand unmöglich mit dem Worte Entartung bezeichnen. Noch niemand hat bei postdiphtherischen Lähmungen an Degeneration gedacht. Somit kann die bloße Feststellung, daß die Kurven der Häufigkeit von Lues und Paralyse nicht bei allen Völkern parallel verlaufen, die ursächliche Bedeutung der Kultur für die Entstehung der Paralyse nicht wohl beweisen. Béla Révész hat in seiner neuen Monographie über Rassenpsychiatrie die Gründe, die gegen diese Ätiologie sprechen, sehr ausführlich zusammengestellt. Wenn sich auch gegen seine und Ursteins Auffassung von der entscheidenden Rolle des Klimas — in heißen Ländern würde das Syphilisgift leichter eliminiert und deshalb die Paralyse häufiger vermieden — Bedenken erheben, so beweist sie jedenfalls die Möglichkeit von Erklärungen, die von der Kraepelins abweichen.

Schwerer fällt von den Anklagen, die in dieser Hinsicht gegen die Zivilisation erhoben werden, eine andere ins Gewicht: Die Neger in Nordamerika sollen ihre Befreiung aus der Sklaverei, sollen also die Berührung mit der Kultur mit einer ungeheuren Zunahme der Seelenstörungen bezahlt haben. Im Jahre 1856 wurden auf 1000000 Einwohner 175 und zehn Jahre

[1]) Erinnert sei an die bekannte Beobachtung von Brosius.

später nur 169 Geisteskranke unter ihnen gezählt, 1870 aber, wenige Jahre nach der Befreiung, schon 367, und 1890 sogar 886 — das scheint in der Tat den schädlichen Einfluß der Kultur mit beinahe experimenteller Deutlichkeit zu beweisen. Gewiß ist in der Deutung der auf statistischem Wege gewonnenen Daten Vorsicht geboten. Es ist nicht sicher, daß man den Geisteskranken unter den Negersklaven früher dieselbe zählende Aufmerksamkeit geschenkt hat, wie später den freien Negern (Hoche), und so bedürfen die Zahlen selbst vielleicht der Korrektur. Aber nach allem, was wir auf anderem als statistischem Wege erfahren haben, wird die Tatsache, daß die Emanzipation die Zahl der Geisteskrankheiten überhaupt vermehrt hat, als solche doch wohl bestehen bleiben. Folgt daraus wirklich ein gesetzmäßiger Zusammenhang zwischen moderner Zivilisation und nervöser Degeneration? Die Frage wird sich durch die Häufung von Zahlen allein nicht beantworten lassen. Wir werden die inneren Zusammenhänge des Vorganges, die Ursache dieser plötzlich anschwellenden nervösen Erkrankungen zu erfahren suchen müssen.

Da ergibt die vergleichende Betrachtung zunächst, daß das Schicksal, das die Berührung mit den Weißen für die Neger gehabt hat, keineswegs für alle Naturvölker typisch ist, die in die gleiche Lage kommen. Die Bevölkerung Tasmaniens [1]) ist 70 Jahre nach der Besetzung ihrer Insel durch die Engländer ausgestorben, die Ureinwohner Neuseelands, Ozeaniens, von Celebes und Sumatra haben enorm an Zahl abgenommen, und viele Indianerstämme sind nach dem Vordringen der Weißen von dem gleichen Schicksal betroffen worden. Gewiß haben auch hier Branntwein und manche Seuchen eine verheerende Rolle gespielt, aber der letzte Grund dieses rapiden Schwindens ist ein ganz anderer. Schon Darwin hat sich mit diesem Aussterben beschäftigt und es mit der Beobachtung in Parallele gebracht, daß viele Tierarten zuweilen schon durch geringfügige Änderungen ihrer Lebensbedingungen unfruchtbar werden. Seitdem hat O. Peschel [2]) ein psychologisches Motiv für diesen Rassentod wahrscheinlich gemacht, das mit „Entartung" gewiß nichts zu tun hat: „Nicht Grausamkeit oder Bedrückung haben irgendwo einen Menschenstamm völlig ausgerottet, selbst neue Krankheiten haben nicht Völker vertilgt und noch weniger die Branntweinseuche, sondern ein viel seltsamerer Todesengel berührt jetzt einst fröhliche Menschenstämme, nämlich der Lebensüberdruß. Die unglücklichen Antillenbewohner töteten sich auf Verabredung teils durch Gift, teils durch den Strick. Ein Missionar in Oajoka vertraute dem spanischen Geschichtsschreiber Zurita an, daß sich Horden der Chontalen und Mijas verabredet hatten, jedem Umgang mit ihren Frauen zu entsagen oder die ungeborene Leibesfrucht durch Gift zu entfernen. Darin liegt die Ursache des Aussterbens so vieler farbiger Menschenrassen, daß kein neues Geschlecht mehr unter ihnen keimt. Es ist die Abnahme der Geburten auf den Hawaiischen Inseln und auf Taiti, die das Abschiednehmen dieser Völker befördert".

Vergleichen wir das Schicksal der Neger mit diesen Erscheinungen, so werden wir zunächst mit Notwendigkeit wieder an Rassenunterschiede denken müssen. Diese Unterschiede aber können doch nur in einer relativen Minder-

---

[1]) Diese und die folgenden Daten sind Schallmayers Werke entnommen.

[2]) Schallmayer S. 299.

wertigkeit eben der Neger gelegen sein. Ein bewußter Völkerselbstmord setzt selbstverständlich höhere intellektuelle und ethische Qualitäten voraus als die zügellose Lebensfreude, mit der die Neger die Sklaverei ertragen und die Freiheit mißbraucht haben. Denn es scheint doch, als ob eben dieser Mißbrauch den Negern verhängnisvoll geworden sei. Aus den Darstellungen aller Autoren geht hervor, daß unter den ätiologischen Momenten ihrer nervösen Krankheiten der Alkohol eine besonders erhebliche Rolle gespielt hat. So schreibt Witmer[1]): „Vor ihrer Emanzipation wurde Gesundheit und Sittlichkeit der Sklaven sorgsam behütet und der Trunkenheit, sowie geschlechtlichen Ausschweifungen und Krankheiten unter ihnen nach Kräften gesteuert; mit ihrer Befreiung sind viele, infolge übertrieben geübter Toleranz, ihrer den Krankheiten mehr ausgesetzten Lage und Unkenntnis der Gesundheitsregeln dem Ansturm dieser so furchtbaren Ursachen des Irreseins erlegen. In ihrer Weltunerfahrenheit und ohne gesunde Philosophie und Religion den Aufregungen nicht gewachsen, ist das Gehirn vieler der dauernden Anspannung, welche ihre fortschreitende Zivilisation an sie stellte, unterlegen".

Das heißt doch nur, daß diese Zivilisation, die den Negern die Befreiung brachte, für diese Rasse nicht paßte oder wenigstens noch nicht paßte. Es ist ja selbstverständlich, „daß man durch Freigeben von Genußmitteln von der Art des Alkohols bei einer noch nicht an eigene Führung gewöhnten Bevölkerung die Ziffer der psychischen Erkrankungen in die Höhe treiben wird" (Hoche). Und was bei den relativ groben Wirkungen des Alkohols klar zutage liegt, das wird, in weniger durchsichtiger Form allerdings, für die meisten oder für alle nervösen Folgen der Emanzipation gegolten haben: Nicht die Kultur, die Zivilisation an sich, sondern der sprunghafte Übergang in diese Zivilisation ist den Negern verhängnisvoll geworden. An sich bedeutet es noch keinen Vorwurf gegen unsere gesellschaftlichen Einrichtungen, wenn eine andere Rasse sie nicht ohne Schaden unvorbereitet und plötzlich zu übernehmen vermag. Mattauschek hat kürzlich für die Bevölkerung von Bosnien und Herzegowina etwas ganz ähnliches nachgewiesen: auch hier schwere nervöse Entartung vor erreichter Kultur lediglich infolge der Berührung mit einer relativ zu weit entwickelten Zivilisation.

Man braucht in der Geschichte nicht weit zurückzugreifen, um noch mehr derartige Vorgänge zu sammeln. Noch heute können wir beobachten, wie ein und dieselbe politische Verfassung ein Volk zum inneren Frieden und zur Blüte, ein anderes in endlose Wirren und zum Untergang führt — der Unterschied ist immer der, daß die Konstitution dort der politischen Reife und den politischen Bedürfnissen angepaßt, hier aber als fremdes Produkt übernommen und nun nicht assimiliert worden ist. Es ist eben nicht dasselbe, und es kann demnach auch nicht die gleichen Wirkungen haben, ob ein Volk eine bestimmte Kulturhöhe in organischer, selbständiger Entwicklung erreicht oder ob es bestimmte Kulturbedingungen von außen her übernimmt und nun versucht, sich dieser fremden Zivilisation anzupassen.

Dazu kommt, daß nicht bloß jeder schnelle Übergang von einer Kulturstufe zur anderen, sondern daß überhaupt jede **plötzliche Änderung** der Lebensbedingungen die nervöse Widerstandskraft eines Volkes zu gefährden

[1]) Zit. nach Révész.

scheint. So bedenklich alle Parallelen zwischen sehr unähnlichen Völkern in dieser Hinsicht auch sind, vielleicht ist es doch lohnend, das Schicksal einer hochbegabten Rasse, die fast noch vor unseren Augen solchen Wandel durchgemacht hat, unter dem Gesichtswinkel der Frage zu betrachten, ob auch hier nervöse Folgen des Übergangs zutage getreten sind. Die meisten europäischen Juden, Angehörige eines Volkes also nicht nur von hervorragender Intelligenz, sondern zugleich von sehr alter Kultur, sind in wenigen Jahren aus vielhundertjähriger harter Bedrückung und schwerer Beeinträchtigung ihrer Bewegungsfreiheit in vollkommen neue Existenzbedingungen versetzt worden. Diese Juden gelten heute als nervöser als die Deutschen z. B., mit denen sie die gleiche Zivilisation gemein haben, und in der Tat sind wenigstens bestimmte funktionell-nervöse Leiden [1]) bei ihnen häufiger als bei diesen. Die landläufige Meinung geht dahin, daß fortgesetzte Inzucht und daß namentlich die Verfolgungen früherer Jahrhunderte die Schuld daran trügen. Beides ist nicht gerade wahrscheinlich; denn Inzucht macht ein gesundes Volk nicht krank, sondern stark, und Verfolgungen der Vorfahren können die Enkel nicht wohl mehr nervös machen. Aber etwas anderes ist möglich, beinahe das Gegenteil. Sichel haben sorgfältige Untersuchungen zu der Überzeugung geführt, daß im Ghetto weniger Psychosen bei den Juden vorgekommen sind als heute, und daß die Ursachen dieses Ansteigens gerade im Freiwerden, in der jetzt gebotenen Möglichkeit intensivsten Daseinskampfes und insbesondere in dem aufreibenden Jagen nach Ehre und Gewinn gelegen seien. Es wird schwer sein, das zu beweisen, aber wir werden noch andere Tatsachen und Auffassungen kennen lernen, die auch dieser Theorie als Stütze dienen und die sie zugleich einem ganz allgemeinen Gedanken unterordnen könnten.

Mit den zuletzt angestellten Überlegungen sind wir bereits in die Erörterung des zweiten oben formulierten Problems eingetreten. Der Vergleich gleichzeitig, aber unter verschiedenen Kulturbedingungen lebender Völker hat einen inneren Zusammenhang zwischen Kultur und nervöser Entartung nicht aufgedeckt. Wohl aber sahen wir, kann der plötzliche Übergang aus einer Existenzform in die andere einem Volke gefährlich werden. Im Anschluß daran sei die Frage wieder aufgenommen: Tritt eine solche Schädigung der nervösen Gesundheit eines Volkes als gesetzmäßige Folge einer bestimmten Kulturstufe auch dann ein, wenn diese Stufe allmählich in natürlicher Entwicklung erreicht worden ist? Oder konkret ausgesprochen: **Ist bei den heutigen zivilisierten Völkern,** für die diese Voraussetzungen zutreffen, **eine Verschlechterung des nervösen Gesundheitszustandes nachweisbar?**

Die Frage ist neuerdings, wie gesagt, sehr oft erörtert worden. Die Verschiedenheit der gegebenen Antworten gibt einen Maßstab für die Schätzung der grundsätzlichen Schwierigkeiten, die ihrer Lösung entgegenstehen. Auch die beiden Referenten, die auf dem letzten internationalen Psychiatertage über das bisher vorliegende Tatsachenmaterial berichtet haben, sind zu vollkommen widersprechenden Ergebnissen gelangt. Selbstmorde, Verbrechen, Neurosen aller Art nehmen zu, sagt Rüdin, der Kraepelins Auffassungen

[1]) Im Gegensatz zu Alkoholismus, Syphilis, Epilepsie.

nahe steht; auch psychische Epidemien seien, wie das Gesundbeten, allerhand Sekten und die Unfallsneurosen bewiesen, nicht seltener als früher, und daß die Geisteskrankheiten häufiger würden, müsse schon auf logischem Wege aus der Ausbreitung der Syphilis und des Alkoholismus geschlossen werden.

Fast in jedem Punkte hat ihm Tamburini widersprochen: Nur der Inhalt der Psychosen werde durch die Umgestaltung unserer Interessen und unseres Denkens verändert; daß die Zahl der Geisteskranken heute häufiger sei als früher (oder bei Kulturvölkern größer als bei Naturvölkern), sei nicht bewiesen; die Hysterie und die psychischen Epidemien jedoch nähmen sicher ab. Zuzugeben sei eine nur stärkere Ausbreitung funktionell-nervöser Leiden infolge des härteren Daseinskampfes. Die Vergiftungen und die Infektionskrankheiten dagegen könnten nicht der Kultur zur Last gelegt werden, die im Gegenteil alles täte, um diese Gefahren zu beseitigen.

Tamburinis Ausführungen berühren sich in vieler Hinsicht eng mit den Gedanken, die kurz vorher A. Hoche über den Zusammenhang zwischen Kultur und Geisteskrankheiten geäußert hatte. Auch er kam zu dem Ergebnis: „daß keinerlei Beweis für eine tatsächlich ernste Gefährdung unserer geistigen Gesamtgesundheit durch die moderne Kultur erbracht ist“. Wir werden die Tatsachen, die der Autor für diese Behauptung anführt, im einzelnen durchsprechen müssen.

Der deutsche Verein für Psychiatrie hat in seiner letzten Jahresversammlung eine Reihe von Mitgliedern beauftragt, Erhebungen über die Frage anzustellen, ob die Zahl der Geisteskrankheiten in unseren Tagen in der Tat stärker wächst, als der Bevölkerungszunahme entsprechen würde. Darin liegt der sicherste Beweis dafür, daß diese Frage keineswegs so geklärt ist, wie viele Fernerstehende meinen. Tatsächlich wissen wir über die oft behauptete Zunahme der Psychosen gar nichts. Wir wissen nur, daß sie absolut häufiger werden — was sich angesichts der Unzulänglichkeit unseres therapeutischen Könnens beinahe von selbst versteht — und weiter, daß der Zudrang zu den Irrenanstalten in weit schnellerem Tempo, als in dem diese absolute Zunahme erfolgt, von Jahr zu Jahr ansteigt. In Baden [1]) z. B. ist die Zahl der in die Irrenanstalten Aufgenommenen in den letzten Jahrzehnten siebenmal schneller gewachsen, als nach dem Bevölkerungszuwachs erwartet werden müßte. Die Erscheinung ist ganz allgemein, und ihre Ursachen sind leicht zu finden. Sie sind rein sozialer Natur und lassen sich aus den veränderten Lebensbedingungen unserer Zeit ohne weiteres ableiten: eine soziale Gesetzgebung, die das Krankenhaus auch dem Ärmsten zugänglich macht, eine vergrößerte Sachkenntnis der praktischen Ärzte und eine Verfeinerung des öffentlichen Gewissens hilfsbedürftigen Personen gegenüber; dazu zunehmende Schwierigkeiten des wirtschaftlichen Kampfes, der sozial unbrauchbare Individuen nicht duldet, und immer engere Wohnungen, die ihre häusliche Verpflegung nicht mehr durchführen lassen; und endlich: die Beseitigung engherziger Aufnahmebestimmungen für die Irrenanstalten und Hand in Hand damit ein allmähliches Schwinden der populären Scheu vor diesen Anstalten. „Die Natur und die Krankheiten haben sich nicht geändert“, sagt Rieger, „sondern nur die sozialen Verhältnisse“, und er zeigt am Beispiel des Juliusspitals in Würz-

[1]) Vgl. Fischers Denkschrift.

burg, wie leicht die bloße Statistik uns irreführen kann. In dieses Spital wurden früher seiner Bestimmung nach Juden gar nicht, Pfarrer leicht aufgenommen. Wer ohne Kenntnis dieser Sachlage die Aufnahme von Geisteskranken in dieses Spital zählt, müßte daraus schließen: die Pfarrer hätten mehr, die Juden gar nicht zu Psychosen geneigt. Der Fehlschluß wäre der gleiche, als wenn man aus der Überfüllung der heutigen Irrenanstalten die relative Zunahme der Geisteskrankheiten ohne weiteres ableiten wollte.

In der Tat läßt sich für fast alle Kulturstaaten wahrscheinlich machen, daß das stärkere Bedürfnis nach Plätzen in den Irrenanstalten im wesentlichen durch die erwähnten äußeren Momente bedingt ist. Nur in Irland, wo 5,61 Geisteskranke auf 1000 Einwohner entfallen, scheint wirklich eine relative Zunahme zu erfolgen — vielleicht deshalb, weil aus diesem Lande so viele nervös rüstige Menschen auswandern und so die Vergleichszahlen herunterdrücken. Sonst pflegt überall ein Beharrungszustand einzutreten, wenn für 1000 Einwohner vier oder wenigstens drei Plätze in der Irrenanstalt geschaffen sind; so lange das nicht erreicht ist, wird die Überfüllung und das scheinbare Ansteigen der Bedürfnisse andauern.

Natürlich wäre eine wirkliche relative Zunahme der Geisteskrankheiten möglich, auch wenn sie nicht bewiesen werden könnte. Das ist der Grund, aus dem, wie erwähnt, manche neuere Autoren versucht haben, eine Zunahme der Geisteskrankheiten auf logischem Wege zu beweisen. Die Paralyse müsse heute häufiger sein als früher, weil die Syphilis verbreiteter wäre, meint Rüdin, und für den Alkohol lägen die Dinge ganz ähnlich.

An diesen Behauptungen ist, was zunächst den Alkohol angeht, richtig, daß die moderne Industrie dieses Gift in solchen Mengen und relativ so billig produziert, daß wirksame Gegenmaßregeln von ärztlicher Seite dringend geboten erscheinen. Aber Rieger hat gewiß recht, wenn er in diesem Zusammenhange auch auf die Zunahme hinweist, die die Bevölkerung in den letzten Jahrhunderten erfahren hat. Über die Menge dessen, was früher getrunken ist, wissen wir gar nichts genaues, aber daß es nicht wenig gewesen ist, geht aus vielen historischen Arbeiten [1]) hervor. Auch eine in mehr als einer Beziehung interessante historische Reminiszenz, auf die Rieger hingewiesen hat, spricht in diesem Sinne. 1881 hat ein Autor namens Petersen geschrieben: „König Friedrich ward noch mit Biersuppen erzogen, aber die Kinder von tausenden seiner Untertanen schon mit Kaffee. Die Seuche blieb nicht nur in den Städten, sondern steckte sogar Bauern und hart arbeitende Taglöhner an. Und so ward allmählich diese Tee- und Kaffeesauferei zu einem Verderben, welche die Gesundheit schwächte, weibliche Schlappheit und Empfindelei ausbreitete, viele Haushaltungen mit zugrunde richtete, das Mark der Nation auffraß und jährlich gegen 24 Millionen Gulden aus Deutschland schleppte. Und so sehen wir, daß es mit ganzen Völkern wie mit einzelnen Menschen ist. Eine böse Neigung wird selten vertilget, außer durch eine andere: ein Teufel nicht ausgetrieben als durch einen anderen".

Übrigens ist in den neueren Zeiten, aus denen exakte Daten vorliegen, der Alkoholverbrauch keineswegs gleichmäßig gestiegen. 1877 kamen 8,62 Liter (absoluten Alkohols) auf den Kopf der Bevölkerung und 1908 9,4, aber inzwischen,

[1]) Vgl. die neueste Zusammenstellung von G. B. Gruber.

von 1881 bis 1885, waren die Zahlen noch höher, und für 1884 sind 11,48 Liter berechnet worden. Im einzelnen hat der Bierverbrauch etwas zu-, der Schnapsgenuß dagegen etwas abgenommen. Also eine Zunahme des Alkoholismus ist nicht bewiesen, sondern eher eine Abnahme wahrscheinlich gemacht worden. Auch klinische Erfahrungen sprechen dafür. A. Cramer[1]) erwähnt in seiner neuesten Bearbeitung der Alkoholpsychosen, der klassische Eifersuchtswahn der Trinker sei seltener geworden, und zwar zum Teil deshalb, weil der Alkoholkonsum wesentlich zurückgegangen sei.

Nicht viel besser steht es mit der Behauptung, die Paralyse müsse häufiger geworden sein, weil die Lues mehr Verbreitung gefunden hätte. Die Tatsache, daß heute mehr Menschen an Paralyse erkrankten, mag als solche wohl richtig sein, und die neueste historische Arbeit von Mönkemöller hat sie, wenn auch nicht bewiesen, so doch wahrscheinlich gemacht. Die indirekte Beweisführung aber (auf dem Umwege über die Verbreitung der Lues) ist nach dem heutigen Stande unserer Kenntnisse doch unzulässig. Gerade Rüdin hat ja die Behauptung bestätigt, daß manche von Syphilis schwer durchseuchte Völker bisher von der Paralyse verschont geblieben sind. Schon deshalb kann eine direkte quantitative Beziehung zwischen dem Auftreten beider Krankheiten nicht angenommen werden. Zudem ist aber doch die Zunahme der Syphilis selbst eine Hypothese. Über die Verbreitung, die die Seuche heute hat, wissen wir nicht gerade viel; aus früheren Zeiten ist uns darüber so wenig bekannt, daß jeder Vergleich ganz willkürlich ausfallen muß. Unsere modernen Methoden setzen uns in den Stand, das Leiden viel leichter zu erkennen, als es früher möglich war, und wohl viele Beobachter sind trotz aller pessimistischen Erwartungen durch die tatsächliche Häufigkeit der luetischen Serumreaktionen doch noch überrascht worden. Wieder ist die Möglichkeit zuzugeben, daß die Lues früher seltener war als jetzt, und gewiß begünstigt die Entwicklung der modernen Großstädte eine solche Ausbreitung der Seuche. Aber vielleicht wird dieser Nachteil durch eine bessere Therapie und durch eine sorgfältigere Prophylaxe wieder gut gemacht, und in jedem Falle steht der Beweis, daß die Lues häufiger ist, als sie früher war, noch aus.

Und wenn es nicht so wäre, die Kultur als solche könnte in keinem Falle für die Verbreitung der Syphilis und damit für die der Paralyse verantwortlich gemacht werden. Aus der Geschichte der Medizin läßt sich nachweisen, daß zivilisierte Nationen die Lues ebensowohl von unzivilisierten übernommen haben, wie diese von ihnen. Die einzige Beziehung, die die Kultur zu den Infektionskrankheiten hat, ist die, daß sie sie bekämpft und ihre Übertragung zu verhüten sucht, und gerade bei der Lues dürfen wir doch heute auf einen Erfolg dieser Bestrebungen hoffen.

Übrigens ist die Behauptung, die Paralyse werde häufiger, schon von Krafft-Ebing aufgestellt worden; aber dieser Autor hat zugleich beobachtet, daß das zirkuläre Irresein seltener werde. Das eine wäre ebensowohl möglich, wie das andere. Nach dem, was wir über die Vererbung der endogenen Psychosen früher gehört haben, könnte die erbliche Übertragung dieser Krankheiten durch die häufige Internierung ihrer Träger in der Tat allmäh-

[1]) In Binswanger-Siemerlings Lehrbuch der Psychiatrie.

lich eingeschränkt worden sein. Und so brauchte schließlich eine tatsächlich nachgewiesene Vermehrung der Paralyse keine Zunahme der Geisteskrankheiten überhaupt zu bedeuten.

Aus allen diesen Überlegungen folgt vor allem eines: daß das Problem der Häufigkeit der Seelenstörungen auf theoretischem Wege überhaupt nicht gelöst werden kann. Wir rechnen dabei mit so zahlreichen Unbekannten, daß die Resultate notwendig je nach den subjektiven Auffassungen der einzelnen Beurteiler verschieden ausfallen werden. Ob es gelingen wird, brauchbares Tatsachenmaterial zu gewinnen, muß abgewartet werden; vorläufig müssen wir uns mit der hier noch einmal wiederholten Feststellung begnügen, daß wir über die wirkliche Gesamtzahl der psychisch abnormen Persönlichkeiten sowohl wie über die Frage der Zunahme oder Abnahme dieser Zahl nichts Bestimmtes wissen (Hoche). Man wird also für die Behauptung einer nervösen Entartung bis auf weiteres diesen Grund nicht mehr anführen dürfen.

Aber natürlich würde selbst durch den Nachweis, daß die Psychosen nicht häufiger geworden seien, nicht jede Entartungsgefahr überhaupt ausgeschlossen sein. Geistesstörungen von der Form und dem Grade, daß sie die Aufnahme in eine Anstalt notwendig machen, stellen immer nur eine Äußerung gestörten seelischen Gleichgewichtes dar; gewiß die schwerste, aber vielleicht doch nicht die, die in das Leben und die Arbeit der Gesunden am fühlbarsten eingreift. Manche andere Formen nervöser Entgleisung sind gerade deshalb mehr geeignet, dem Gesamtbilde einer Kulturepoche charakteristische Züge hinzuzufügen, weil ihre Opfer sozial nicht ausgeschaltet werden. So können sie die Gesamtheit auf ihrem vorwärts gerichteten Wege aufhalten oder, wenn sie zahlreich genug sind, sogar von ihm ablenken.

Es ist kein Zweifel, daß diese Gefahr heute größer ist, als sie je war. Die modernen Verkehrsmittel und besonders die Publizistik unserer Zeit lassen in Wort, Schrift und Bildern psychisch abnorme Persönlichkeiten an die Öffentlichkeit treten, von denen früher kaum jemand etwas erfahren haben würde (Graßmann, Stransky). Das muß berücksichtigt werden, wenn die Häufigkeit des Vorkommens dieser Individuen erörtert werden soll. Ein Vergleich mit früheren Zeiten muß unter allen Umständen großen Schwierigkeiten begegnen.

Aber auch das versteht sich beinahe von selbst, daß unsere heutige Kultur wirklich relativ mehr Menschen entgleisen lassen wird. Der Daseinskampf ist härter, rücksichtsloser geworden, das Leben hat mehr Reibungen — kein Wunder, daß mehr moralisch oder intellektuell Schwache zermalmt werden oder wenigstens nicht mitkommen mit den andern. Wieder brauchte die Zahl dieser minderwertigen Individuen deshalb nicht zugenommen zu haben.

Wer, ohne diese Überlegungen angestellt zu haben, die **Ergebnisse der Moralstatistik** unserer Zeit betrachten wollte, müßte allerdings den Eindruck gewinnen, daß es schlimm um uns stände. Nach den Berechnungen des Jesuiten Krose[1]) haben sich im 19. Jahrhundert in Europa $1\frac{1}{2}$ bis 2 Millionen Menschen selbst getötet. In Deutschland hat sich die Zahl der

[1]) Vgl. Gaupp.

Suicide von 1820 — seitdem wir eine brauchbare Statistik besitzen — bis 1878 vervierfacht, während sich die Bevölkerungszahl im gleichen Zeitraum nicht einmal verdoppelt hat. Auch von 1881 bis 1897 war noch ein relativ starker Anstieg (um 20 Prozent) nachweisbar, seitdem geht die Kurve sehr viel langsamer und unter Schwankungen, aber im ganzen doch auch noch in die Höhe.

Diese Schwankungen sind für die Beurteilung des Vorgangs besonders wichtig. Es zeigt sich, daß eine erhebliche Verteuerung der hauptsächlichsten Nahrungsmittel und daß starke wirtschaftliche Krisen (Bankkrache etc.) die Selbstmordziffer in die Höhe treiben, daß aber andererseits ein rascher wirtschaftlicher Aufschwung im ganzen in dem gleichen Sinne wirkt; zweitens, daß in politisch erregten Zeiten (Kriege, Revolutionen) die Suicide abnehmen; ferner, daß das einzige Land, in dem die Häufigkeit der Selbstmorde seit den sechziger Jahren ständig sinkt, Norwegen ist, der Staat, in dem bekanntlich um dieselbe Zeit energische Maßnahmen gegen die bis dahin sehr verbreitete Trunksucht eingesetzt haben; und endlich, daß die Selbstmordkurve im Dezember, Januar, Februar und November am niedrigsten ist, im Frühjahr rasch steigt, ihren höchsten Stand im Mai und Juni erreicht, um vom August ab ziemlich rasch wieder abzufallen. Bei manchen Verbrechen, wie insbesondere denen gegen die Sittlichkeit, werden wir ein ganz ähnliches Verhalten kennen lernen.

Das alles zeigt eindringlich, daß „diese menschliche Handlung, für die man zu allen Zeiten die freie menschliche Entschließung oder jedenfalls rein psychologische Gründe in erster Linie verantwortlich machte, auch von allgemeinen Bedingungen abhängt, die völlig außerhalb des Individuums liegen, und denen es ohnmächtig gegenüber steht". Allerdings hat Gaupp, der diesen Schluß zieht, selbst nachgewiesen, daß von 124 in die Münchener Klinik aufgenommenen Selbstmordkandidaten nur ein einziger psychisch ganz gesund war. Diese Tatsache und die schon Voltaire bekannte Erfahrung, daß das Suicidium häufig eine erbliche Erscheinung ist, lassen die Motive der Tat gewiß in erster Linie im Individuum suchen, aber daß zu dieser Handlung disponierte Menschen heute häufiger sind, als früher, folgt daraus noch nicht; deshalb nicht, weil eine Menge äußerer Faktoren eine erhöhte Allgemeindisposition geschaffen haben. Dahin wäre außer der Erschwerung der wirtschaftlichen Existenz auch die in unseren Tagen unverkennbare Abnahme der Religiosität zu rechnen; denn daß die Stellung, die eine bestimmte Religion ihren Angehörigen der Selbsttötung gegenüber vorschreibt, auf die Häufigkeit dieser Handlung nicht ohne Einfluß ist, geht aus vergleichenden Untersuchungen mit Bestimmtheit hervor; wer religiöse Bedenken überhaupt nicht zu überwinden hat, wird also leichter zum Suicid kommen, als andere.

Um Mißverständnisse auszuschließen, sei es noch einmal gesagt: daß die Ursachen des Selbstmordes nicht ausschließlich sozialer Natur sind, steht ganz fest; aber da sie auch sozialer Art sind, darf aus einer Zunahme ihres Vorkommens auf eine größere Häufigkeit der psychopathischen Anlage dann nicht geschlossen werden, wenn sich die gesellschaftlichen Zustände nachweislich geändert haben. Und daß das bei uns der Fall ist, kann nicht wohl bestritten werden. Aber man wird trotzdem als eine zweite Ursache für die Häufung der Suicide auch eine Steigerung der allgemeinen Nervosität zugeben können, eine suggestiv wirkende nervöse Grundstimmung, von der die religiöse Indifferenz lediglich einen Teil bildet. Nur liegt gar kein Anlaß vor, diese psychische Grunddisposition als eine angeborene und deshalb irreparable aufzufassen. Sie ist sehr wahrscheinlich erworben und insofern wiederum eine Folge unserer sozialen Verhältnisse oder, wenn man will: unserer Kultur. Wir werden darauf noch zurückzukommen haben.

Für die andere statistisch faßbare Erscheinung, die unsere Zukunft als bedroht erscheinen läßt, für die Kriminalität, liegen die Verhältnisse wohl ganz ähnlich. Auch hier zeigten die amtlichen Nachweise ein an sich wenig erfreuliches Bild. Auch wenn man alles abzieht, was nachweislich oder möglicherweise auf die Einführung neuer oder auf die strengere Anwendung älterer Gesetze zurückgeführt werden muß: die Kurve der Kriminalität im ganzen steigt, wenn auch sehr viel langsamer, als die der Selbstmorde gestiegen ist. Noch bedenklicher ist die immer größere Beteiligung der Jugendlichen an zahlreichen Verbrechen. Aber wenn wir die einzelnen Delikte gesondert betrachten, und den Schwankungen ihrer Häufigkeit nachgehen, dann sieht das Übel zwar nicht kleiner aus, aber es erscheint wenigstens bis zu einem gewissen Grade heilbar. Die Kurve der Sittlichkeitsverbrechen steigt (wie die des Suicids) gesetzmäßig in bestimmten Sommermonaten, die der Eigentumsdelikte im Winter und in allen Zeiten des wirtschaftlichen Niederganges, alle Rohheitsverbrechen lassen eine deutliche Abhängigkeit von der Größe des Alkoholkonsums und von seiner Verteilung auf die Wochentage erkennen, und auch zwischen der besonderen Art der Berufstätigkeit und der kriminellen Neigung bestehen ganz bestimmte Beziehungen (Aschaffenburg). Also wieder allgemeine, vom Individuum unabhängige und in der Hauptsache soziale Ursachen. „Jede Schwankung des sozialen Gleichgewichts", schreibt Aschaffenburg, „läßt eine Anzahl von Menschen über Bord gleiten, in die Tiefe des Verbrechertums sinken. Eines ist ihnen gemeinsam, eine Unzulänglichkeit der Widerstandskraft gegen Versuchungen. Die sozialen Ursachen geben den Anstoß zum Verbrechen, aber während ein großer Teil der Menschen sich im Gleichgewicht zu halten vermag, erliegt ein anderer bald schneller, bald langsamer."

Das ist dasselbe Verhältnis, dieselbe Wechselwirkung von sozialen und individuellen Ursachen wie beim Selbstmord. Nichts spricht dafür, daß es die individuellen Ursachen sind, die häufiger oder stärker geworden sind. Die unvermeidlichen Folgen des Übergangs vom Agrar- zum Industriestaat, in dem wir uns befinden, und insbesondere das stärkere Schwanken der wirtschaftlichen Bedingungen des Lebens erklären die Erscheinung vollauf. Es ist heute schwieriger, sich durchzusetzen, als früher, und weniger leicht, ganz makellos zu bleiben. Dazu kommt dann die — hier unbestrittene — verderbliche Wirkung des Alkohols. Etwa 150000 bis 200000 Menschen jährlich würden dem Strafrichter nicht verfallen, wenn es keinen Alkohol gäbe! (R. Gaupp[1]). Und auch daran sei erinnert, daß die gegen den Alkohol gerichtete Agitation eines einzelnen Menschen, des Paters Mathew, in Irland seinerzeit die Zahl der schweren Verbrechen in kurzer Zeit von 12 096 auf 778 herabdrückte.

[1]) Gaupps Zentralblatt 1906. p. 105.

Gewiß: Auch der Alkoholismus ist nicht bloß eine Ursache, sondern schon ein Symptom der Entartung; aber das typische Alkoholdelikt, die Körperverletzung, wird gar nicht von Gewohnheits-, sondern von Gelegenheitstrinkern begangen. So bleibt es bei der sozialen Entstehung der Kriminalität — trotz **Lombroso.** Dessen Lehre würde daran nichts ändern, auch wenn sie bewiesen werden könnte, und wenn wirklich 35 % aller Rechtsbrecher die körperlichen und geistigen Merkmale eines besonderen „anthropologischen" Typus zeigten. Denn das steht von vorneherein fest, daß die „geborenen", die Berufs- und Gewohnheitsverbrecher anders geartet sind als andere Menschen, entartet also, ungünstige Abweichungen vom Typus. „Allerorts aber", schreibt Gaupp, „wo man sich auf den Boden der Erfahrung gestellt hat, ist man darüber einig, daß eine lückenlose Reihe menschlicher Charaktere von dem, der nur unter ungewöhnlich ungünstigen Umständen das Gesetz übertritt (Überwiegen der sozialen Einflüsse), allmählich zu dem hinüberführt, dessen unglückselige Naturanlage ihn in der heutigen Welt, in die er hineingeboren wird, mit „Naturnotwendigkeit" zum Verbrecher werden läßt. Mag man nun diesen einen geborenen Verbrecher oder einen moralisch Schwachsinnigen oder einen Degenerierten [1]) nennen — auf Worte kommts hier nicht an. Wo man von abnormer Anlage, wo von Krankheit sprechen soll, ist hier Sache der Übereinkunft".

Worauf es aber für das Entartungsproblem ankommt, das ist, ob dieser Typus häufiger geworden ist. Das hat noch niemand zu beweisen versucht, aber es ist oft genug als selbstverständlich vorausgesetzt worden, wenn man von der Zunahme des Verbrechens als von einem Symptom der Degeneration gesprochen hat.

Und doch ist das die Kardinalfrage, die schlechthin bei allen Erscheinungen aufgeworfen werden muß, die zur Entartung gerechnet werden. Der Unterschied von „endogen" und „exogen" ist noch lange nicht streng genug durchgeführt worden, und gerade hier, wo immer beide Faktoren wirksam sind, müssen sie bei der Analyse der Tatsachen besonders scharf auseinandergehalten werden. Es ist etwas anderes, wenn die Verhältnisse heute mehr Menschen verbrecherisch, nervös oder zum Selbstmord geneigt machen, als wenn mehr psychisch abnorme Individuen geboren werden. Nur das Dogma von der grundsätzlichen Vererbung erworbener Eigenschaften, das lange Zeit die ganze Entartungslehre beeinflußt hat, hat diesen Unterschied verwischt. Im Sinne des Lamarckismus mußte ja jede Häufung exogener Schädlichkeiten zugleich die endogene Entstehung psychisch abnormer Persönlichkeiten begünstigen, und dadurch verlor die Frage an Bedeutung, ob beim Zustandekommen der Entartungserscheinungen individuelle oder äußere Ursachen überwogen. Heute ist das anders. Wir sahen, daß Verbrechen und Selbstmorde zunehmen, und werden jetzt fragen müssen, ob es **nervöse Krankheiten** — ohne die Geistesstörungen, von denen schon die Rede war — auch tun. Aber genau wie beim Suicid und bei der Kriminalität werden wir uns mit der Feststellung einer zunehmenden Nervosität allein in keinem Falle begnügen dürfen. Auch hier schließt sich an die erste Aufgabe die zweite: zu unter-

[1]) Ganz ähnlich hat Féré einmal gesagt: „Laster, Verbrechen und Wahnsinn sind bloß durch gesellschaftliche Vorurteile geschieden".

suchen, ob die sozialen Bedingungen unserer Zeit allein genügen, den Stand unserer nervösen Gesundheit zu erklären, oder ob außerdem eine Häufung angeboren psychopathischer Persönlichkeiten angenommen werden muß.

Daß wir im ganzen nervöser geworden sind, ist wohl zuzugeben. Vieles spricht dafür, daß die Dinge in dieser Beziehung noch etwas anders liegen als beim Verbrechen: wahrscheinlich lassen die sozialen Verhältnisse nicht bloß vorhandene nervöse Anlagen häufiger als früher manifest werden, sondern sie schaffen sie sogar gelegentlich selbst. Ohne diese Annahme wäre es kaum zu erklären, daß Sanatorien, und Nervenärzte dauernd an Zahl zunehmen, und daß erfahrene Beobachter (Erb, His, Determann, Gaupp) ohne jeden Vorbehalt von der wachsenden Nervosität unserer Zeit sprechen.

Zahlenmäßig beweisen läßt sich das nicht. Aber vielleicht ist eine andere Beweisführung zwingender; vielleicht lassen sich die besonderen Formen, in denen sich diese moderne Nervosität äußert, so direkt aus den Bedingungen unseres heutigen Lebens erklären, daß der Zusammenhang zwischen beiden Erscheinungen auf diese Weise deutlich wird. Der Versuch ist wiederholt und zum Teil wohl mit Erfolg gemacht worden. Freilich, Übertreibungen und Irrtümer sind auch dabei untergelaufen, und gerade das, was am häufigsten als Ursache einer nervösen Entartung angeschuldigt zu werden pflegt, die angebliche geistige Überbürdung und die einseitige Züchtung intellektueller Eigenschaften, wird man aus der Liste der gegen die Kultur erhobenen Vorwürfe wohl ganz streichen dürfen.

Was es mit dieser einseitigen Züchtung geistiger Eigenschaften auf sich hat, sahen wir schon, als wir von der Wirkung der Selektion sprachen. Daß die Intensität der geistigen Tätigkeit der Eltern auf die Anlagen der Kinder irgendwelchen Einfluß hat, ist — leider — ganz ausgeschlossen, und sehr wahrscheinlich würde jede Generation, die von Kindheit an der Erziehung dieser Eltern entzogen und in ein weniger „intellektuelles“ Milieu versetzt würde, von diesem angeblichen Belastungsmoment gar nichts erkennen lassen. Aber auch das ist mehr als zweifelhaft, daß angestrengte geistige Tätigkeit auch nur das Individuum selbst schädigt, das sie ausübt. Durch geistige Arbeit allein ist noch niemand geisteskrank und wohl auch kaum einer nervös geworden; nur wenn ihretwegen die Erholung versäumt und der Schlaf vertrieben wird, besonders aber dann, wenn sie unter dem Druck einer schweren Verantwortung notwendig werden, vermögen auch geistige Anstrengungen vielleicht schädlich zu wirken. Und auch das ist nicht so sicher, als man gewöhnlich annimmt; die Beobachtung erfahrener Nervenärzte [1]), daß gerade die angestrengtesten und aufregendsten Berufe, wie die des Anwalts, des Arztes, des Großkaufmanns, weniger zu funktionellen Nervenleiden disponieren als regelmäßige Bureauarbeit z. B., ist schwer mit dieser Anschauung in Einklang zu bringen. Von einer nervösen [2]) Schädigung durch die Überbürdung in der Schule aber kann wohl gar keine Rede sein. Hier, wie in ähnlichen Fragen, unterliegen wir nur zu leicht der Verwechselung von Ursache und Wirkung: nervös schwäch-

[1]) Oppenheim hat, glaube ich, darauf aufmerksam gemacht, aber ich habe die betr. Bemerkung nicht mehr auffinden können.

[2]) Von der Möglichkeit einer körperlichen Benachteiligung ist dabei abgesehen.

liche Kinder versagen in der Schule wie nervöse Erwachsene im Leben; das Leben und die Schule tragen nur einen Teil der Schuld. Auch ein gelegentlich gemachter Versuch, an dem Schicksal ganzer Familien den verderblichen Einfluß geistiger Arbeit zu beweisen, beruht auf ähnlicher Täuschung: es ist wohl richtig, daß die erste Generation, die sich emporgearbeitet hat, deren unmittelbare Vorfahren noch Bauern oder Handwerker waren, häufig nervös rüstiger ist, mehr leistet und nicht so leicht ermüdet, wie die Abkömmlinge von Familien, die schon seit Jahrhunderten aus Kopfarbeitern bestanden haben. Aber steigt die erste Generation nicht vielleicht trotz größerer äußerer Hemmnisse gerade deshalb empor, weil ihre Nerven für den Konkurrenzkampf besser ausgerüstet sind?

In ganz ähnlicher Weise wird oft genug die Bedeutung der Gemütsbewegungen überschätzt. Schon die Behauptung, daß wir in dieser Hinsicht überhaupt stärker in Anspruch genommen würden als unsere Vorfahren, ist unbewiesen. Im übrigen aber steht nur das fest, daß sehr starke, plötzliche, gemütliche Erschütterungen das nervöse Gleichgewicht wirklich nachhaltig zu schädigen vermögen. So erklärt sich Oppenheims Beobachtung von der Häufung nervöser Störungen bei den russischen Juden infolge der Progrome der letzten Jahre.

Aber andere Zusammenhänge zwischen Kultur und Nervosität lassen sich, wie gesagt, nachweisen oder wenigstens wahrscheinlich machen. So nennt Hoche als für die nervöse Gesundheit wesentliche Änderungen unserer Existenzform: die veränderte Lebensführung von Hunderttausenden infolge der Umwandlung des Agrar- in den Industriestaat, das rapide Wachstum der Großstädte mit ihrer vielleicht notwendigen Unterschicht des Proletariats, die zunehmende Schärfe und Rücksichtslosigkeit des wirtschaftlichen Kampfes, das Sinken religiöser Gefühle und Vorstellungen, in der Politik das Abflauen des Idealismus, in der allgemeinen Lebensführung der Gebildeten eine zunehmende Zersplitterung, ein Ansteigen des Tempos unserer Existenz, eine Zunahme der Hast und des Lärmes, der Unruhe, eine Zunahme auch der Ansprüche an uns mit Einengung unserer persönlichen Freiheit, in der Kunst eine Wahl der Objekte, eine Steigerung der Technik und der Ausdrucksmittel, die sie nicht mehr als wohltätige Entspannung wirken läßt, in der Erholung und im Genuß die unglückliche Formel Überreizter, welche die natürlichen Warnungszeichen der Ermüdung überhören und sie nach neuen, unzweckmäßigen Reizmitteln greifen läßt, dazu die durch die Verkehrstechnik bedingte Entstehung ganz neuer, früher unbekannter Berufsarten, deren Ausübung an sich schon als Schädlichkeit wirken kann. Hinzugefügt sei dieser Aufzählung noch die schon früher erwähnte Erklärung Kraepelins, die das gehäufte Auftreten von depressiven und ängstlichen Vorstellungen, von Selbstvorwürfen und Phobien, direkt auf die stärkere Anspannung unseres Verantwortlichkeitsgefühls zurückführt.

Fast alle erfahrenen Nervenärzte unserer Tage neigen zu einer ähnlichen Auffassung dieses Zusammenhanges, und auch der an sich gewiß berechtigte Einwand, daß ein großer Teil dieser Gründe der Nervosität nur für eine verschwindend kleine Oberschicht von Kopfarbeitern vorläge, läßt sich nicht für alle diese Ursachen aufrecht erhalten. Der schlagendste Beweis für den Einfluß sozialer Faktoren auf die nervöse Gesundheit, den unsere Zeit geliefert hat, betrifft gerade die Arbeiterbevölkerung. Es ist das Argument, das an Überzeugungskraft durch kein Laboratoriumsexperiment übertroffen werden kann: die pilzartige Entstehung einer neuen funktionell-nervösen Krankheit, der Unfallsneurose.

Diese Unfallsneurosen wären nicht da, wenn es keine Arbeiterversicherung gäbe; sie haben vor der sozialen Gesetzgebung nicht existiert und bleiben auch heute noch da aus, wo die Aufmerksamkeit des Verletzten nicht durch die Tatsache seines Rentenanspruchs in hypochondrischer Weise auf die Zustände des eigenen Körpers gelenkt wird, oder wo ihn noch (wie früher immer) der erziehliche Faktor der Not zwingt, diese Beschwerden durch Ignorieren zu beseitigen.

Also eine neue psychische Epidemie als unmittelbare Folge unserer Gesetzgebung, unserer Kultur. Im ganzen sind diese Epidemien wohl nicht häufiger geworden. Gewiß sind auch Gesundbeten und Spiritismus sehr unerfreuliche Begleiterscheinungen unseres modernen Lebens, der Vergleich jedoch mit den Zeiten der Hexenprozesse, der Flagellanten, der Tanzkrankheit, der Kinderkreuzzüge, der epidemischen Teufelsbesessenheit fällt doch wohl zugunsten der unsrigen aus.

Aber dafür sind wir, so scheint es, im ganzen nervöser geworden. „**Reizsamer**", sagt Lamprecht. Keine eigentliche Krankheit, aber eine gewisse Hast, eine innerliche und äußerliche Unruhe, ein Hin- und Herschwanken der Stimmungen, eine bewußt angestrebte Verfeinerung des Gefühlslebens bis an die Grenze des mit den Anforderungen des praktischen Lebens noch Vereinbaren — das sind Erscheinungen, die an sich wohl nicht geleugnet werden können. Ist es deshalb wahr, was so oft behauptet wird, daß unser ganzes Leben durchsetzt ist von krankhaften Beimengungen, daß in allen Äußerungen der modernen Kultur neben dem Überreizten zugleich auch etwas Müdes, Kraftloses zutage tritt, und daß die nervös erschöpfte Gesamtheit mit besonderer Vorliebe psychisch nicht ganz intakten Persönlichkeiten ihre Führung anvertraut? Und was noch wichtiger ist: ist die „Reizsamkeit" eine vorübergehende Erscheinung, ist sie nur durch soziale Zustände bedingt, die sich ändern oder an die wir uns anpassen können, oder aber ist sie ein Anzeichen für die unaufhaltsame Zunahme angeboren psychopathischer Anlagen? In dem einen Falle wäre sie heilbar, im anderen nicht.

Die Antwort wird am besten wieder der Vergleich mit früheren Zeiten geben können; aber es ist klar, daß bei der Beurteilung von Eindrücken, die durch exakte Daten nicht bewiesen werden können, die Verständigung schwer sein muß, und ebenso, daß Betrachtungen, die die oben genannten Symptome auf Grund älterer Erfahrungen als Anzeichen des Verfalls deuten, über Vermutungen nicht weit hinauskommen können. Unleugbar sind gerade die gründlichsten und feinsten Schilderungen psychopathischer Charaktere weniger in ärztlich-wissenschaftlichen Abhandlungen als in Romanen und Dramen zu finden. Erinnert sei hier nur an die modernen Familienromane, die dem populären Glauben an die „Degeneration", an das Erschlaffen und Sinken ursprünglich wertvoller Geschlechter, erst rechte Nahrung gegeben haben. Und das ist eine unleugbare Gefahr dieser literarischen Richtung: sie schafft sehr häufig erst psychopathologische Typen, indem sie sie zu schildern versucht, und sie erdichtet Krankheitsvorgänge, die dann vom Leser in das Leben selbst projiziert werden. So stammt die heute fast allgemein verbreitete Idee, daß jede Familie früher oder später mit Naturnotwendigkeit entarten muß, sicher mehr aus der Lektüre von literarischen Kunstwerken dieser Art als aus der Beobachtung tatsächlicher Vorkommnisse.

Eine rein medizinische Untersuchung wird sich selbstverständlich zunächst nur an die Tatsachen halten müssen, die beglaubigt sind, und die jeder nachprüfen kann; aber sie wird die Hilfe, die ihr z. B. von historischer und namentlich von kulturhistorischer Seite geboten wird, deshalb nicht ablehnen dürfen. Notwendig ist nur eine Einigung über den Begriff des Psychopathologischen innerhalb der Psychiatrie selbst. Das schon erwähnte Beispiel Nordaus[1]) illustriert nur die allgemeine und beinahe selbstverständliche Erfahrung, daß jede Ausdehnung dieses Begriffes, die von Fachgenossen vorgenommen wird, zu den abenteuerlichsten Übertreibungen in der nichtärztlichen Literatur Veranlassung gibt. Der allzu große Erfolg, den Magnans Lehre von den **dégénérés supérieurs** weit über die psychiatrischen Kreise hinaus gehabt hat, ist der objektiven Beurteilung der Tatsachen und damit dem wissenschaftlichen Fortschritt überhaupt sicher nicht nützlich gewesen. Das witzige Wort: nur die Neurastheniker leisten etwas, dient heute vielen zur Legitimation, um eigene nervöse Mängel — eingebildete oder wirkliche — hervorzukehren, statt, wie früher, zu verdecken. So gibt die Menge dessen, was über abnorme psychische Qualitäten bekannt wird, gar keinen Maßstab für die Beurteilung ihrer tatsächlichen Häufigkeit, und es ist ganz falsch, die Zunahme solcher Störungen deshalb zu behaupten, weil mehr nach ihnen gesucht und häufiger von ihnen gesprochen wird. Dazu kommt, daß unsere Kenntnis der normalen psychologischen Varietäten noch sehr viel zu wünschen übrig läßt. Eines der besten Ergebnisse der von Moebius inaugurierten Pathographien ist sicher das gewesen, daß sie — häufig freilich nicht im Sinne ihrer Verfasser — manche bis dahin als pathologisch aufgefaßte Zustände und Zufälle als nicht gewöhnliche, aber doch noch normale Reaktionen haben erkennen lassen. Und Fahlbeck hat gewiß recht mit seiner Behauptung, „daß wenn alle stark entwickelten Variationen unter den Menschen als Degenerationsphänomen betrachtet werden müßten, nur die graue Mittelmäßigkeit als der gesunde und normale Mensch dastehen würde“. Es wäre unrecht, leugnen zu wollen, daß die Entwicklung unserer Wissenschaft als Anstaltspsychiatrie in dieser Hinsicht wirklich Nachteile gehabt hat; denn nur diese Entwicklung macht es verständlich, wenn selbst Goethe einer gewissen Periodizität wegen, die Moebius in seinem Leben bekanntlich aufgedeckt hat, für manisch-depressiv, d. h. also für psychopathisch erklärt wird. Die naiven Erklärungsversuche, die alle auffallenden Stimmungen und Handlungen im Leben bedeutender Menschen auf äußere Erlebnisse oder auf künstlerische Einfälle zurückführen wollten, haben gewiß oft geirrt; aber ob der Fehler größer war als der, der für alle Menschen gleiche Reaktionen und für das Genie das stumpfe Gleichmaß des Spießbürgers verlangt, das steht wohl dahin. Kommt echte Produktivität

---

[1]) Es ist mir bekannt, daß Max Nordau Arzt war. Man wird ihn aber in psychiatrischen Fragen doch wohl nicht zu den Sachverständigen rechnen können.

wirklich ohne periodische Schwankungen vor, und ist tiefe Lyrik zum Beispiel ohne „abnorme“ Stimmungen denkbar?

Insofern hat die Bemerkung des Aristoteles, daß die Mehrzahl der talentierten und genialen Männer zur Melancholie geneigt habe, den wahren Sachverhalt vielleicht viel besser getroffen, als die zuerst von Lélut, dann von Moreau (de Tours) und endlich in viel schärferer Form von Lombroso vertretene Idee: daß das Genie auf einer Psychose beruhen könne. Die nüchterne Betrachtung zeigt, daß die für diese Behauptung angeführten Beweise ganz außerordentlich dürftig sind. Wenn wir nur das berücksichtigen, was als normale psychische Reaktion bestimmt nicht gedeutet werden kann, und dabei zugleich alles abziehen, was nur von bedeutenden Menschen bekannt zu werden pflegt, aber darum vielleicht doch bei sehr vielen anderen auch vorkommt, dann bleibt herzlich wenig mehr übrig. Der eine oder der andere ist geisteskrank geworden oder hatte kranke Verwandte, und bei einer dritten Gruppe fanden sich normale und bedeutende Anlagen mit abnormen, psychopathischen gemischt. Alles das kommt in anderen Familien auch vor, und gerade den Nachweis, daß bei hervorragenden Menschen krankhafte Züge viel häufiger seien, ist man uns schuldig geblieben. Wäre er erbracht worden, so würde immer noch zu prüfen sein, ob gewisse Störungen nicht einfach als Folge eines ungewöhnlichen inneren und äußeren Lebensschicksals aufgefaßt werden müssen — auch das wäre etwas ganz anderes als der Zusammenhang, den Lombroso annahm: das Genie selbst Symptom einer pathologischen Hirnanlage, und geniale Leistungen den Erscheinungen des Irreseins verwandt.

Im Zusammenhang dieser Arbeit ist es besonders wichtig, das festzustellen; denn das Argument Nordaus: ein Volk, das sich von psychopathischen Künstlern begeistern läßt, muß selbst entartet sein, kehrt in der literarischen Behandlung der Entartungsfrage auch heute noch in allen möglichen Varianten wieder. In Wahrheit liegt, wenn man nicht jede ungewöhnliche Begabung an sich zur Degeneration zählt [1]), gar kein Anhaltspunkt für die Annahme vor, daß psychisch abnorme Persönlichkeiten in der heutigen literarischen und künstlerischen Entwicklung eine größere Rolle spielen als früher.

Aber, sagt man, diese Literatur und Kunst selbst zeigen nur allzu deutlich pathologische Züge und spiegeln so die Entartung der Zeit wieder. Auch wenn die schaffenden Künstler selbst nicht abnorm sind, so schildern sie doch krankhafte, perverse Objekte — ein Beweis mehr, daß das Pathologische heute häufiger ist als früher.

Auch diese Behauptungen können nicht ohne Kritik hingenommen werden. W. Hellpach, der sie kürzlich sehr gründlich geprüft hat, hat gewiß recht, wenn er sie im großen und ganzen als unrichtig zurückweist. In der Musik, wie in der Architektur kann es gar nichts Pathologisches geben — außer wenn man krankhaft mit verirrt verwechselt —; in der Malerei aber, in der Bildhauer- sowie in der Dichtkunst finden wir in jeder Zeit neue Probleme, und deshalb berührt ihr Inhalt die Mitwelt stets als ungewöhnlich. Die Grenzen zwischen Ungewöhnlichem und Pathologischem jedoch kennen wir eben heute

[1]) Das ist merkwürdigerweise mehrfach geschehen.

noch nicht. So erscheinen uns die Helden moderner Dramen durch ihre Neigung „problematisch", „sich in Seelenkämpfe zu verstricken und darin zu verzehren, die der Durchschnitt der heutigen Menschen nicht als notwendige sittliche Konflikte empfindet" . . . . . „Gewiß", sagt Hellpach, „sind zahlreiche Psychopathen uns durch ähnliche Neigungen bekannt. Aber muß ein Mensch, der in solche seelische Konflikte gerät, umgekehrt ein Psychopath sein? Ich finde, unser heutiges Wissen von der Verkettung des Ungewöhnlichen mit dem Pathologischen erlaubt uns keineswegs, diese Frage schlechthin zu bejahen". . . . . „Wenn also Problematisches an sich nicht pathologisch sein muß, so heißt es angesichts unserer Erkenntnislücken gerade in dieser Frage Zurückhaltung üben und abwarten, bis wir besser wissen, wo Problematisches anfängt, unbedingt Pathologisches zu sein. Ist aber problematisch gleich pathologisch, so ist Pathologisches in der Dichtung unvermeidlich, weil Problematisches seit jeher zu ihren Hauptgegenständen gezählt hat".

Man kann hinzufügen, daß, wenn man den Begriff des Pathologischen so ausdehnt, er eben immer eine Rolle in der Dichtung gespielt haben muß. Daß diese Rolle heute größer ist, ist nicht bewiesen, und der Eindruck, daß es doch so sei, mag außer auf Mangel an historischem Wissen wieder auf der außerordentlich erleichterten Verbreitung auch mittelmäßiger Leistungen durch die Presse beruhen. So kommen natürlich auch mehr Dekadenzromane auf den Markt, ebenso wie als Autoren mehr wirkliche Psychopathen Gehör finden als früher. Und schließlich, wenn tatsächlich Probleme, die dem Gebiete der Psychiatrie entnommen sind, heute häufiger literarische Behandlung fänden, würde das eine Zunahme des Psychopathologischen auch im Leben beweisen? Gewiß nicht. Was vor 50 Jahren — nicht mit Unrecht — den Laien als einziger Gegenstand der psychiatrischen Forschung galt, das bot dem Künstler wirklich keinen lohnenden Stoff — wie Kaulbachs berühmtes Gemälde beweist. Erst seit die wissenschaftliche Psychiatrie auch leichtere Formen seelischer Anomalien in ihr Arbeitsgebiet hineinbezogen hat, ist das anders geworden; denn diese leichtesten Störungen des seelischen Gleichgewichtes sind zugleich die, denen das psychologische Verständnis des Laien, des Künstlers, nicht hilflos gegenüber steht, und die deshalb auch von anderen Gesichtspunkten aus behandelt werden können als von rein ärztlichen. So wäre eine Zunahme des Interesses, das man diesen Fragen zuwendet, in letzter Linie aus der wissenschaftlichen Entwicklung selbst abzuleiten. Daß die psychopathologischen Zustände häufiger geworden seien, wird deshalb niemand behaupten können.

Im übrigen aber ist die Behauptung, der Inhalt der Kunst sei überspannt und krankhaft geworden, gar nicht so neu; schon Goethe hat sich an ihr geärgert (Hellpach).

Man wird aus dieser historischen Reminiszenz, der sich leicht mehrere andere an die Seite stellen ließen, lernen müssen, daß die literarischen und künstlerischen Leistungen einer Zeit allein nicht wohl als Anzeichen für den drohenden Niedergang unserer Kultur überhaupt gedeutet werden können. Über Erscheinungen, für deren Beurteilung es einen objektiven Maßstab niemals geben kann, werden die Meinungen immer geteilt bleiben. Goethe hatte gewiß recht, wenn er den Begriff des Krankhaften aus der Erörterung künstlerischer Werte verbannt wissen wollte, und das unklare Schlagwort „entartet", das man statt dessen heute gebraucht, hat die Sache noch bedeutend schlimmer gemacht. Es ist allmählich recht schwer geworden, dem Vorwurf, den das Wort ausdrücken soll, im Widerstreit der Parteien ganz zu entgehen: was dem einen als klassische Tradition erscheint, wird von dem anderen Erstarrung und Impotenz gescholten, und der Fortschritt wieder, den dieser preist, gilt seinen Gegnern als verschroben und verirrt. Von Dekadenz aber spricht man hüben und drüben, und so muß, wer beiden Parteien glaubt, gewiß zu der Meinung kommen, daß alle moderne Kunst entartet sei.

Daß aber auch in der Kunst der eigentümliche, unruhige Rhythmus unseres ganzen modernen Lebens wiederklingt, das ist wohl nur natürlich und billig. Und insofern wird auch sie reizsamer und, wenn man das vieldeutige Wort anwenden will, „nervöser" geworden sein. Das beweist noch keinen Verfall, es beweist für sich allein überhaupt nichts über das Schicksal unserer Kultur. Die Zukunft hängt einzig von der Art der Menschen ab, die die nächsten Generationen liefern werden; sind sie entartet, dann müssen wir zugrunde gehen und unsere Kunst mit uns, sind sie es nicht, dann wird wohl auch die „Reizsamkeit" im Leben und in den Künsten verschwinden. Aus der bisherigen Entwicklung der modernen Kunst selbst jedoch kann nicht einmal ihre eigene Geschichte erschlossen werden. „Die Erkenntnis, schreibt Hamann, „daß der Impressionismus einen Abschluß einer Stilfolge, einen Endstil oder eine Stilschwankung, einen Stil der Erschöpfung darstellen kann, vermag den Druck von uns zu nehmen, der sich leicht mit jeder Rationalisierung der Geschichte einzustellen pflegt, daß wir nämlich wie ein Kranker über unseren Zustand genau Bescheid wüßten. Alles Orakeln und Weissagen, wo wir stehen, wohin wir gehen, lehnen wir ab . . . . Ob der Impressionismus der Gegenwart ein Vorbote oder schon Symptom der durchgreifenden Impressionierung des Lebens ist, oder ob einem der Kulturvölker, vielleicht Preußen, noch eine klassische Kulturepoche oder eine politische Entfaltung wie die napoleonische Welteroberung der Franzosen bevorsteht, auf alles das gibt uns das Stilgesetz keine Antwort. Es folgt höchstens aus ihm, daß nach der Zeit impressionistischer Unruhe eine Zeit der Beruhigung eintreten wird. Aber schon das bleibt ungewiß, ob . . . . die folgende Epoche politisch, künstlerisch oder philosophisch bedeutsam werden wird".

Das ist die mit kritischer Vorsicht geäußerte Ansicht des Kunsthistorikers, bekanntlich das Ergebnis einer berühmt gewordenen Untersuchung über den Impressionismus. Carl Lamprecht, dessen auf ganz anderer Basis entstandene Ideen sich mit denen Hamanns eng berühren, geht auf Grund seiner geschichtlichen Erkenntnis im Prophezeien viel weiter. Auch er sieht in den besonderen Zügen der heutigen Kultur die Zeichen einer Übergangszeit, die die alte Dominante verloren und die neue noch nicht gefunden hat, und findet in der Reizsamkeit, der allgemeinen nervösen Erregung, das Ergebnis „einer ungeheuren seelischen und geistigen Revolution"; aber zugleich deutet „er diese Symptome als die Teilerscheinung der „allgemeinen Mechanik seelischer Übergangszeiten". Darin liegt das Tröstliche. Das Prinzipielle an diesen Symptomen ist nicht neu, die Geschichte hat sie aus früheren Zeiten aufbewahrt, und diese Zeiten waren nicht immer solche des Untergangs, des Verfalles; wesentlich an ihnen war jedesmal nur ein Umwandlungsprozeß, waren soziale und politische Verschiebungen, technische Fortschritte und neue Verkehrsmöglichkeiten, wissenschaftliche und religiöse Bewegungen; Vorgänge also, die eine Unsumme neuer Reize gebracht, „eine ganz andere Ansicht der Welt", „tausend Horizonte einer erweiterten Erfahrung" eröffnet und so eine „neue Atmosphäre geschichtlichen Lebens" geschaffen haben.

Schon vor Lamprecht hatte L. Meyer[1]) in einer Rektoratsrede auf die Bedeutung dieser Übergangsepochen hingewiesen, die für den einzelnen wie für die Gesamtheit mit besonders schweren Kämpfen und Sorgen und deshalb auch mit ungewöhnlichen körperlichen und geistigen Störungen verbunden wären, bis endlich eine Anpassung, ein Ausgleich stattfände.

Neuerdings hat dann Wilhelm His die „dankenswerte Aufgabe, auf geschichtlichem Wege zu verfolgen, ob und wie weit ähnliche Lebensbedingungen zu ähnlicher Gemütsverfassung geführt haben", im einzelnen und von ärztlichen Gesichtspunkten aus durchgeführt. Das Ergebnis ist in mehr als einer Hinsicht überraschend klar. Die Reizsamkeit unserer Zeit, der Subjektivismus in Literatur und Kunst und vor allem die hypochondrische Grundstimmung, das Mißtrauen in die eigene Widerstandskraft, der Glaube an den drohenden Untergang — das sind die gewöhnlichen Symptome aller Übergangsepochen. „Wenn wirklich, wie wir vermuten, eine Zeit der Überkultur eintritt, in der Götterglaube und ethische Ideale ins Wanken geraten, der Subjektivismus hervortritt und zu erhöhter Reizsamkeit führt, dann muß sich dies äußern in allen Lebensgewohnheiten, im Raffinement der sinnlichen Genüsse, in der Tendenz der bildenden und redenden Künste zu impressionistischer Wirkung, und untrennbar von solcher Überkultur muß das Gefühl des Überdrusses, das Symptom der Kulturflucht, das Streben nach Rückkehr zur idyllischen Einfalt und Einfachheit des goldenen Zeitalters nicht nur bei einzelnen, sondern bei der Gesamtheit der befallenen Klasse, als Moderichtung sich bemerklich machen. Eine derartig zerrissene Stimmung, in der das Gemüt von Ekel an einer Gegenwart ergriffen ist, an der es doch mit allen Fibern seiner verwöhnten Nerven hängt, können wir uns gar nicht ohne krankhaft nervöse Begleiterscheinungen vorstellen." Eine solche Periode war die Alexandrinische, war die der ersten römischen Kaiser, in der Seneca die Entartung geißelte, und seine Zeitgenossen in Kaltwasserkuren und abergläubischen Prozeduren Heilung suchten, und war endlich das Frankreich des 18. Jahrhunderts, dem Rousseau die Rückkehr zur Natur predigte. Selbst bis in Einzelheiten der Form gleicht, wie His gezeigt hat, eine solche Epoche der anderen — auch wenn sie um viele Jahrhunderte auseinanderliegen. Und zu den regelmäßigsten Erscheinungen gehört, wie gesagt, das gehäufte Auftreten funktionell nervöser Erkrankungen, gehört sogar eigentümlicherweise auch das Streben, in bestimmten Naturheilmethoden Heilung zu suchen.

Die Kulturhöhe allein ist es nicht, die für diese Symptome verantwortlich gemacht werden muß. In der Zeit der Renaissance fehlten sie ganz, weil noch eine notwendige Voraussetzung fehlte, die „Sekurität". In politisch bewegten oder in wirtschaftlich schwierigen Zeiten — im dreißigjährigen Kriege, in Preußen nach 1806 — hören wir nichts von Hypochondrie. „Wenn es an den Kragen geht, hört die Nervosität auf" (His).

---

[1]) Herr Professor E. Meyer in Königsberg hatte die große Freundlichkeit, mich auf diese Arbeit aufmerksam zu machen.

Ja dieser Einfluß der äußeren Umstände geht noch weiter. Von der französischen Revolution erfahren wir das Merkwürdige: „Sobald ernste Gefahr droht, verfliegen — Pinel teilt es mit — alle die mannigfachen Beschwerden, die verwöhnten und verzärtelten Herren und Damen suchen tapfer im Ausland ihr Brot oder betreten gefaßt und tapfer Gefängnis und Schafott" (His).

Nichts kann das Verständnis dieser Epochen so fördern, wie diese Nachricht. Sie steht heute nicht mehr allein da. Im Kriege nehmen nicht nur die Aufnahmen in die Irrenanstalten (E. Meyer) (was äußere Gründe haben könnte), sondern auch die Selbstmorde ab, und schon Hilty wußte, daß die Neurasthenie in den Klassen am häufigsten ist, deren Lebensverhältnisse am gesundesten sind.

Das alles enthält einen doppelten Trost. Diese Tatsachen erklären, warum die alte Entartungsklage gerade in unserer Zeit so laut anschwillt, und sie beruhigen zugleich über die Zukunft.

Die Entartungsfurcht ist ja nicht neu; schon Kant hat sich gegen das Geschrei von der zunehmenden Verunartung unseres Volkes gewehrt, und Hufeland klagte etwa um dieselbe Zeit, daß „diese Generation zu Schattengestalten entarte". So viel wie heute aber ist doch nur selten von nervöser Degeneration gesprochen und geschrieben worden. Die Entartungsfurcht ist eben nichts anderes als die zufällige Form, in der sich die pessimistische Grundstimmung aller Übergangsepochen diesmal äußert. „Es geht dem Ganzen wie dem Einzelnen", sagt Hoche: „äußerer Wohlstand und das Fehlen drängender Sorgen disponiert zu grämlicher Selbstbeobachtung und zu hypochondrischen Klagen."

Aber dieselben Erfahrungen, die das — aus der Geschichte und aus dem Leben des einzelnen — beweisen, zeigen zugleich, daß diese Stimmung und die Reizsamkeit, die zu ihr gehört, heilbar sind. Uns will scheinen, als wenn Lamprechts Ausführungen schon bei der ersten Generation, die seiner eigenen gefolgt ist, nicht mehr ganz dasselbe Echo fänden, wie bei seinen Altersgenossen. Die „Jugend von heute" leidet nicht mehr so „am Leben", wie die, die wir mit Otto Ernst belacht haben. Natürlich handelt es sich dabei um ganz allmähliche, fast unmerkliche Änderungen, und daß die nervöse Gesamtdisposition schon beseitigt wäre, wird niemand behaupten wollen. Plötzlich würde sie sehr wahrscheinlich nur dann verschwinden, wenn ein Krieg oder eine ernste Gefahr sonst über uns käme. Aber sie wird — wenn auch langsamer — auch ohne das vorübergehen. Schon eine der nächsten Generationen wird sich auf ein schnelleres Zeitmaß des Lebens und auf die Fülle der Außenreize eingestellt haben, die uns noch verwirren und nervös machen konnten[1]). Die neue Dominante, die die nächste Kulturepoche beherrschen soll, wird gefunden werden, und im Angesicht vor neuen Zielen, neuen Aufgaben und neuen Sorgen wird die zerrissene Stimmung unserer Zeit nicht bestehen bleiben. Auch die Entartungsfurcht wird dann vielleicht abnehmen. Vielleicht — denn hypochondrische Befürchtungen an sich sind tief in der menschlichen Natur begründet, und ein Volk, in dem der Glaube an den Weltuntergang keinen Boden mehr gewinnen kann, wird diese Befürchtungen notwendig nach innen, gegen sich selbst richten müssen.

---

[1]) So sagt Pelmann: „Die Neurose ist der Ausdruck einer mangelnden Anpassung des Gehirns an den allzu raschen Fortschritt unserer Entwicklung. Das wird sich ausgleichen und das Gehirn der Zukunft wird imstande sein, die ihm gestellten Aufgaben zu lösen.

Wir stehen am Ende unserer Aufgabe. **Sind wir entartet?** Die Frage hat sich nicht mit ja oder nein beantworten lassen. Entartungsvorgänge spielen sich auch bei uns ständig ab — wie bei allen Völkern und zu allen Zeiten. Infektionskrankheiten und Gifte, Alkohol und Syphilis voran, lassen jahraus jahrein Tausende auch nervös krank werden und schädigen zugleich ihre Nachkommenschaft. Es mag sein, daß in dieser Hinsicht manches schlimmer geworden ist, und daß wenigstens die progressive Paralyse häufiger vorkommt. Daß die Geisteskrankheiten im ganzen wesentlich zugenommen hätten, ist nicht bewiesen; möglich ist auch das, aber groß kann dieser Zuwachs nicht sein. Aber die Kurve des Selbstmords und die des Verbrechens sind, die eine schneller, die andere langsamer, zu noch nie erreichter Höhe gestiegen. Die funktionellen Nervenkrankheiten sind häufiger geworden, und die Unfallsneurosen gefährden die gesamte Arbeiterschaft. Und endlich: durch unser ganzes Leben geht ein nervöser Zug, ein leises, oft nur bei Betrachtung des Ganzen erkennbares Zittern, das vor wenigen Jahrzehnten noch nicht da war.

Ist das der Verfall, stehen wir vor dem Untergang?

„In einem Lande, dessen Bevölkerung stetig zunimmt, dessen Sterblichkeitsziffer anhaltend sinkt, das in beispiellos kurzer Zeit eine glänzende Industrie geschaffen und die Mittel aufbringt zur stärksten Heeresmacht der Welt, kann man gewiß nicht von einer Dekadenz, einem kulturellen Rückgang im allgemeinen sprechen". So urteilt His, und wie er stellen Lamprecht und Hoche den Symptomen des Rückgangs stärkere Zeichen des Fortschritts gegenüber und weisen Übertreibungen zurück.

Beide Bewegungen, die aufwärts- und die abwärtsgerichtete gegen einander abzuwägen, kann nicht unsere Aufgabe sein. Aber die Frage wenigstens kann aufgeworfen werden, ob wir die Entwicklung unserer Kultur rückwärtsschrauben wollten, wenn wir es vermöchten; ob wir unsere sozialen Verhältnisse eintauschen würden gegen frühere, nur um von der „Reizsamkeit" frei zu werden? Vielleicht sind wir heute nervöser, aber wir sind es doch wohl nur deshalb, weil wir mehr leisten, intensiver leben. Möchten wir es anders?

Das ist das Entscheidende: jede Generation vor uns würde unter den Bedingungen unseres Lebens genau so gesund und so krank gewesen sein. Dadurch verliert die Frage an Bedeutung, ob wir die kränkeren sind, ob die spezifischen nervösen Störungen unserer Zeit schwerer wiegen als die unserer Vorfahren. Daß früher Krankheiten und nervöse Krankheitsfolgen existiert haben, die es jetzt nicht mehr gibt, das steht ganz fest, und wenn wir von der Keimvergiftung durch den Alkohol reden, dann werden wir auch die analogen Schädlichkeiten des Bleis und des Quecksilbers nennen müssen, die wir heute vermeiden, weil wir sie kennen.

Das ist viel wichtiger als der Streit, ob die Entartung zugenommen hat; die Erkenntnis: daß sich **alle** wirklichen Degenerationserscheinungen, die wir feststellen können, auf **äußere**, auf **soziale Ursachen** zurückführen lassen. Denn damit ist uns die Möglichkeit geboten, ihrer Herr zu werden. Die Keimvergiftungen, Alkohol, Syphilis und alles, was hierher gehört, können beseitigt werden, wie Pocken und Pest schon aus unseren Grenzen vertrieben worden sind. Mit den **funktionellen Nervenkrankheiten** aber verhält es sich so: ihre **Häufigkeit** hängt von den sozialen Verhältnissen ab, und wie die körperliche Minderwertigkeit der Fabrikbevölkerung, so würde auch diese Form der nervösen Entartung durch soziale Maßnahmen eingeschränkt werden können. Mit Psychopathen und mit erblichen Geistes- und Nervenkrankheiten jedoch werden wir auch in Zukunft rechnen müssen; nur werden sie nicht zunehmen, denn die kranken Eigenschaften unterliegen denselben Vererbungsgesetzen wie die gesunden, und daß die erworbene Nervosität vererbbar wäre, ist eine Fabel. Deshalb ist es falsch, die allgemeine nervöse Entartung für die Zukunft zu behaupten und ihretwegen durch bedenkliche Eingriffe in die persönliche Freiheit derselben Kultur, die man erhalten möchte, ins Gesicht zu schlagen.

Das endliche Schicksal eines Volkes hängt von ganz anderen Faktoren ab als von den leichten Schwankungen seines nervösen Gleichgewichtes. Es wird bestimmt durch eine brutale Macht-, durch eine Quantitätsfrage. Noch steigt bei uns die Bevölkerungszahl, aber schon zeigt sich im Rückgang der Geburtenziffer ein warnendes Signal für die Zukunft. Daß menschliche Einrichtungen imstande sein werden, diese Entwicklung aufzuhalten, muß billigerweise bezweifelt werden, und zu den grotesken Reformvorschlägen von Christian von Ehrenfels Stellung zu nehmen, liegt schon aus allgemeinen Erwägungen[1]) kein Anlaß vor. Gerade wer das Schicksal der Menschheit als einen Teil des großen organischen Entwicklungsprozesses überhaupt auffaßt, wird nicht glauben, dieses natürliche Geschehen durch solche Eingriffe aufhalten zu können. Haben innere Gesetze unserer Rasse das Schicksal bestimmt, durch die mongolische dereinst abgelöst zu werden, so wird uns keine Rassenhygiene und keine Änderung des Eherechts zu retten vermögen.

Aber unseren nervösen Gesundheitszustand **können** wir verbessern. Das macht das **Ergebnis** wichtig, zu dem wir kamen: **daß auch die nervöse Degeneration eine soziale Erscheinung ist.** Kein Fatum, kein unaufhaltsames, geheimnisvolles Geschick, sondern ein sichtbarer, verwundbarer Feind, das ist die nervöse Entartung.

---

[1]) Vgl. Rickert: Naturwissenschaftliche Weltanschauung.

VI. Literatur[1]).

1. Abderhalden, E., Der Artenbegriff und die Artenkonstanz auf biologisch-chemischer Grundlage. Naturw. Rundschau. XIX. 1904.
2. — Die Einschränkung der Zahl der Kinder und ihre Bedeutung für die Rassenhygiene. Med. Klin. 1906.
3. Abel, O., A. Brauer, E. Dacqué, F. Doflein, K. Giesenhagen, B. Goldschmidt, R. Hertwig, P. Kammerer, H. Klaatsch, O. Maas, R. Semon, Die Abstammungslehre. Jena 1911.
4. Adler, Über die verschiedenen Formen der erblichen Entartung etc. Münch. med. Wochenschr. 1901. Nr. 21. p. 834.
5. Albrecht, Eugen, Diskussionsbemerkung zum Referat Ziegler-Martius. 22. Kongr. f. inn. Med. 1905.
6. Albrecht, C., Zit. von Fehlinger. p. 134.
7. Alsberg, Über erbliche Entartung infolge sozialer Einflüsse. Naturf.-Versamml. Kassel. 1903. Neurol. Zentralbl. **22**, 1034. 1903.
8. Alzheimer, Die diagnost. Schwierigkeiten i. d. Psychiatrie. Zeitschr. f. d. ges. Neurol. u. Psych. I. 1.
9. Ammon, O., Führt die Hygiene zur Entartung der Rasse. Deutsche Welt. 1904.
10. Arndt, Biologische Studien, Artung und Entartung, Greifswald 1895.
11. Aschaffenburg, Das Verbrechen und seine Bekämpfung. 2. Aufl. Heidelberg 1906.
11a. Aschoff, L., Über den Krankheitsbegriff und verwandte Begriffe. Deutsche med. Wochenschr. 1909. **35**. Nr. 33. p. 1417.
12. Bachmann, Die Entartungsprobleme. Polit. anthr. Revue. **8**, 1908.
13. Baer, A., und B. Laquer, Die Trunksucht und ihre Abwehr. Berlin-Wien 1907.
14. Baur, E., Einige Ergebnisse der experimentellen Vererbungslehre. Beiheft z. Med. Klin. IV. 10. 1908.
15. — Einführung der experimentellen Vererbungslehre. Berlin 1911.
16. Bateson, Methoden und Ziele der Vererbungslehre. Biol. Zentralbl. **29**, 1909.
17. — An Adress on Mendelian Heredity and its Application to Man. Brain Part. II. June. p. 157 und The Brit. Med. Journ. **2**, 61. 1906.
18. v. Bechterew, Schukowski, Orchanski, Referat über Entartung. Russki Wratsch. 1908. (Ref. Gaupps Zentralbl. 1908. 535.)
19. Benedict, Anatomische Studien an Verbrechergehirnen. Wien 1879.
20. — On the insane Jew. The Journ. of Mental Science. 1901. July.
21. Binswanger, O., Über den moralischen Schwachsinn. Samml. von Abhandl. a. d. Gebiete d. Pädagog., Psychologie u. Physiologie. 8, 5. 1905.
22. — Jahreskurse für ärztliche Fortbildung. 1904.
23. — Die Pathologie und Therapie der Neurasthenie. Jena.
24. — Über die Beziehungen des moralischen Irreseins zu der erblichen degenerativen Geistesstörung. Samml. klin. Vortr. Nr. 299. 10. Nov. 1887. Leipzig.
25. Bonhoeffer, Karl, Klinische Beiträge zur Lehre von den Degenerationspsychosen. Marhold, Halle 1907. (Hoches Sammlung. **7**, 6.)
26. Bischoff, Ernst, Über familiäre Geisteskrankheiten. Jahrb. f. Psych. **26**, 109. 1905.

[1]) Das Verzeichnis macht auf Vollständigkeit keinen Anspruch. Arbeiten, die nach dem 1. April 1911 erschienen sind, konnten im allgemeinen im Text nicht mehr berücksichtigt werden.

27. Ritzema Bos., Zur Frage der Vererbung von Traumatismen. Biol. Zentralbl. **11**, 1891.
28. Beadles, The insane Jew. The Journ. of Mental. Science. 1900.
29. Berze, J., Die manisch-depressive Familie H. Monatsschr. f. Psych. u. Neurol. **26**, 270. 1909. Heft 3.
30. — Die hereditären Beziehungen der Dementia praecox.
31. Binder, Das Morelsche Ohr. Arch. f. Psych. **20**, 514. 1889.
32. Bing, R., Die heredo-familiären Degenerationen des Nervensystems etc. Med. Klin. 1906. 759.
33. Bollinger, O., Über Vererbung. Stuttgart 1882.
34. Bourneville, Note statistique sur le rôle de consanguinité. Ref. Neurol. Zentralbl. 1889. 506.
35. Bumke, O., Über die Umgrenzung des manisch-depressiven Irreseins. Gaupps Zentralbl. **20**, 1909.
36. Bunge, G. v., Die zunehmende Unfähigkeit der Frauen, ihre Kinder zu stillen etc. München.
37. — Alkoholvergiftung und Degeneration. Leipzig 1904.
38. Breysig, Kurt, Der Stufenbau und die Gesetze der Weltgeschichte. Berlin 1905.
39. Brachet, A., Pathologie mentale des rois de France. Louis XI et ses ascendents. Hachette, Paris 1903.
40. Brodmann, Die Erblichkeitsfrage in der Neuropathologie. Zeitschr. f. Hyg. **5**, 239. 1895.
41. Brown-Séquard, Remarques sur l'épilepsie causée par la section du nerf sciatique chez des cobayes. Arch. de phys., norm. et path. **3**, 1870. **4**, 1872.
42. — Nouvelles recherches sur l'épilepsie due a certaines lésions de la moelle épinière et des nerfs rachidiens. Arch. de phys., norm. et path. **1**, 1868. **2**, 1869.
43. — — Faits nouveaux etc. Compt. rend. de l'acad. des sciences. **94**, 1882. Nr. 11.
44. — — On the hereditary transmission of effects of certain injuries of the nervous system. Lancet. **1**, 1875.
45. — — Arch. de phys. **4**, 1872.
46. Buschan, G., Bericht über die anthropologische Literatur über Entartung und verwandte Zustände (1903—1907). Zeitschr. f. d. Erforsch. d. jugendl. Schwachsinns. **2**, 139.
47. — Gehirn und Kultur. Löwenfelds Grenzfragen. **44**. Wiesbaden 1906.
48. — Bedeutung der Verwandtschaftsheiraten etc. Neuland d. Wissenschaft. **1**, 1910.
49. — Allg. med. Zentralztg. 1897.
50. Chamberlain, H. St., Die Grundlagen des 19. Jahrhunderts. Volksausgabe. **6**. München.
51. Combemale, Fr., La descendence des Alcooliques. Thèse. Montpellier 1888. Inprimerie centrale. Montpellier.
52. Correns, Über Vererbungsgesetze. Berlin 1905.
53. Claassen, W., Die Einwände gegen die Anschauung von der fortschreitenden Entartung der Kulturvölker. Arch. f. Rassenbiol. **7**, 180. 1910.
54. Crzellitzer, Methoden der Familienforschung. Zeitschr. f. Ethnologie. 1909. 182.
55. Crocq, L'hérédité en psychopathologie. Progr. méd. **2**, 249. 1896.
56. Cullere, A., Deux nouveaux cas de folie gémelaire. Arch. de neur. **11**, 97. 1901.
57. Dallemagne, Dégénérés et déséquilibrés. Alcan, Paris 1895.
58. Delisle, Les déformations artéficielles du crâne en France. Bull. de la Soc. d'anthrop. de Paris 1902.
59. Dejerine, J., L'hérédité dans les maladies du système nerveeux. Asselin et Hongeau, Paris 1886.
60. Dohrn und Scheele, Beiträge zur Lehre von den Degenerationszeichen. Vierteljahrsschr. f. gerichtl. Med. 3. F. **31**, 1. 1906.
61. Donath, J., Der physiologische Rückgang der Bevölkerung in den modernen Kulturstaaten mit besonderer Rücksicht auf Österreich-Ungarn. 8. intern. hyg. Kongr. zu Budapest.
62. Diem, Die psychoneurotische Belastung der Geistesgesunden und Geisteskranken. Arch. f. Rassen- u. Gesellschaftsbiol. **2**. 1905.

63. Emminghaus, H., Allgemeine Psychopathoiogie zur Einführung in das Studium der Geistesstörungen. Leipzig 1878.
64. Ehrenfels, Ch. v., Sexualethik. Wiesbaden 1907.
65. — Politisch-anthropologische Revue. 1., 2., 4. u. 5. Jahrg.
66. Elderton, A first study of the influence of parental alcoholism etc. London 1910.
67. Elster, Die sozialhygienische Forderung in der Alkoholfrage. Soc. Med. u. Hyg. **5**, 1910.
68. Erb, W., Über die wachsende Nervosität unserer Zeit. Heidelberg 1893.
69. Eulenburg, F., Degeneration der gebildeten Klassen. Zeitschr. f. d. ges. Staatswissenschaft. 1905.
70. Euphrat, Über das Zwillingsirresein. Allg. Zeitschr. f. Psych. **44**, 194.
71. Fahlbeck, E. Pontus, Der Adel Schwedens (und Finnlands). Jena 1905.
72. — La décadence et la chute des peuples. Bull. de l'inst. internat. de statistique. **15**, 2. livraison. Hondres. 1906. 377.
73. Feer, E., Der Einfluss der Blutsverwandtschaft der Eltern auf die Kinder. Berlin 1907.
74. Féré, Essai exp. sur les rapports étiol. de l'infécondité etc. Teratologia. Oct. 1895.
75. — Etudes experimentales sur l'influence tératogène ou dégénérative des alcools et des essences sur l'embryon de poulet. Journ. de l'anat. et de physiol. **31**, 161. 1895.
76. — Dégénérescence et criminalité. Paris 1888.
77. — La famille névropathique. Paris, Alcan 1894.
78. — Moderne Nervosität und ihre Vererbung. Berlin 1898.
79. Fehlinger, H., Untersuchungen über die Körperentartung des britischen Volkes. Polit.-anthropol. Revue. 3. Mai 1906. p. 129.
80. Finger, E., Über die Nachkommenschaft der Hereditärsyphilitischen. Wien. klin. Wochenschr. **13**, 383, 405, 428. 1900.
81. Fischberg, The comparative pathology of the Jews. New York Med. Journ. 1901.
82. Fischer, E., Verhandl. d. Anthropol. Gesellsch. 1911.
83. — Max, Denkschrift über den Stand der Irrenfürsorge in Baden. 1909.
84. — Denkschrift über den heutigen Stand der Irrenfürsorge in Baden usw. 1901.
85. Forel, August, Die sexuelle Frage. Reinhardt, München 1905.
86. — Verbrechen und konstitutionelle Seelenabnormitäten. München 1907.
87. Foerster, R., Über die klinischen Formen der Psychosen bei direkter Erblichkeit. Gaupps Zentralbl. 1907. 28.
88. Fournier, Wien. klin. Wochenschr. 25. Okt. 1900.
89. — L'héredité syphilitique. Paris 1891.
90. — E., Stigmates dystrophiques de l'Hérédosyphilis. Paris 1899.
91. Fraenkel, Manfred, Die Röntgenstrahlen in der Gynäkologie. Berlin 1911.
92. Freund, W. A., Wie steht es um die Nervosität unseres Zeitalters. Leipzig 1894.
93. Friedlaender, L., Darstellungen aus der Sittengeschichte Roms etc. 8. Aufl. Leipzig 1910.
94. Ganter, R., Untersuchungen auf Degenerationszeichen bei 251 geisteskranken Männern. Arch. f. Psych. **38**, 978. 1904.
95. — Der körperliche Befund bei 345 Geisteskranken. Allg. Zeitschr. f. Psych. **55**, 495. 1898.
96. Gaupp, R., Über den Selbstmord. München 1910.
97. — Über den heutigen Stand der Lehre vom geborenen Verbrecher. Monatsschr. f. krim. Psych. **1**, 25.
98. — Die Pathologie in Kunst und Literatur. Deutsche Revue. April 1911.
99. — Die wachsende Nervosität unserer Zeit. Deutsche Revue. Nov. 1909.
100. Galippe, V., L'hérédité des stigmates de dégénérescence et les familles souveraines. Masson et Co., Paris 1905.
101. Galton, Natural Inheritance. 1889. London, Macmillan and Co.
102. — Hereditary Genius, an inquiry into its laws and consequences. London 1893.
103. Le Gendre, L'hérédité et la path. générale. Gaz. hebdom. 1895. 266.
104. Gobineau, J. A. v., Versuche über die Ungleichheit der Menschenrassen. Übersetzt von Schemann. 1898—1901.

105. Giesenhagen, Carl, Anzeichen einer Stammesentwicklung im Entwicklungsgang und Bau der Pflanzen. Die Abstammungslehre. Jena 1911. 291.
106. Goldschmidt, R., Einführung in die Vererbungswissenschaft. Leipzig 1911.
107. Grassmann, Karl, Kritischer Überblick über die gegenwärtige Lehre von der Erblichkeit der Psychosen. Allg. Zeitschr. f. Psych. **52**, 960. 1896.
108. Griesinger, W., Die Pathologie und Therapie psychischer Krankheiten. 1871.
109. Grotjahn, A., Soziale Hygiene und Entartungsproblem. Weyls Handb. d. Hyg. 4. Supplementbd. Jena 1904. 727.
110. Gruber, Max von, Vererbung, Auslese und Hygiene. Deutsche med. Wochenschr. 1909. 1995.
111. — Organisation der Forschung und Sammlung von Materialien über die Entartungsfrage. Cancordia. 1910.
112. — und E. Rüdin, Fortpflanzung, Vererbung, Rassenhygiene. München 1911[1]).
113. — G. B., Der Alkoholismus. Leipzig 1911.
114. Grunau, Über Frequenz, Heilerfolge und Sterblichkeit in den öffentlichen preußischen Irrenanstalten von 1875 bis 1900. Halle 1905.
115. Hansemann, D. v., Deszendenz und Pathologie. Berlin 1909.
116 — Über den Einfluß der Domestikation auf die Entstehung der Krankheiten. Berl. klin. Wochenschr. 1906. 629.
117. Hagen, W., Über die Verwandtschaft des Genies mit dem Irrsinn. Allg. Zeitschr. f. Psych. **33**, 1877.
118. — Statistische Untersuchungen über Geisteskrankheiten. Erlangen 1876.
119. Hacke, Das Anwachsen der Geisteskranken in Deutschland. München 1904.
120. Haycraft, Natürliche Auslese und Rassenverbesserung. Übers. von Kurella. 1895.
121. — J. B., Darwinism and Race Progress. London 1895.
122. Hähnle, E., Der heutige Stand der Vererbungsfrage in der Neuro- und Psychopathologie. Neurol. Zentralbl. **23**, 843. 1904.
123. Hamann, Richard, Der Impressionismus in Leben und Kunst. Köln 1907.
124. Haecker, V., Allgemeine Vererbungslehre. Braunschweig 1911.
125. Hanau, A., Über die Vererbung von Krankheiten und Fehlern. Jahresber. d. St. Gallischen Naturw. Gesellsch. 1892/93.
126. Häny-Lux, J., Die Körpergröße der Menschen im Laufe der Zeiten. Polit.-anthropol. Revue. 8. Mai 1906. 433.
127. Hegar, A., Der Geschlechtstrieb. 1894.
128. — Die Untauglichkeit zum Geschlechtsverkehr und zur Fortpflanzung. Pol.-anthropol. Revue. 1902. 104.
129. Hentschel, W., Pol.-anthropol. Revue. VII. 552.
130. Herkner, H., Die Entartungsfrage in England. Deutsche Umschau. 18. März 1907.
131. Hellpach, W., Die Pathologie in der modernen Kunst. Heidelberg 1911.
132. Hertwig, A., Zeit- und Streitfragen der Biologie. I. Jena 1894.
133. — O., Ergebnisse und Probleme der Zeugungs- und Vererbungslehre. Jena 1905.
134. Higier, H., Zur Pathologie der angeborenen, familiären und hereditären Krankheiten etc. Arch. f. Psych. **48**, 1. 41. 1911.
135. Hippel, E. v., Embryologische Untersuchungen und die Entstehungsweise der angeborenen Spaltbildungen. v. Graefes Arch. f. Ophthalm. **55**, 507.
136. Hirsch, Genie und Entartung. 1894.
137. Hirschl, Zur Ätiologie der progressiven Paralyse. Jahrb. f. Psychiatrie. **14**, 889.
138. His, W., Medizin und Überkultur. Deutsche med. Wochenschr. **34**, 625. 1908.
139. Hoche, Gerichtliche Psychiatrie. 2. Aufl. 1910.
140. — A., Zur Frage der erblichen Belastung bei Geisteskrankheiten. Med. Klin. 1905. Nr. 18.
141. — Geisteskrankheit und Kultur. Rektoratsrede. Freiburg i. Br. 1910.
142. Hoessli, Die Bluter von Tenna. Inaug.-Diss. Basel 1885.

---

[1]) Hier siehe Literatur.

143. Hoppe, Die Tatsachen über den Alkohol. 3. Aufl. 1904.
144. Hübner, A. H., Über den Selbstmord. Jena 1910.
145. Hughes, Society and the Degenerates. The Alienist and Neurologist. **27**, 1. 63. 1900.
146. Jacoby, Paul, Étude sur la Sélection dans ses rapports avec l'hérédité chez l'homme. Paris 1881.
147. Johannsen, W., Elemente der exakten Erblichkeitslehre. Jena 1909.
148. Jörger, Die Familie Zero. Arch. f. Rassen- u. Gesellschaftsbiologie. **2**, 1905.
149. Jung, Allg. Zeitschr. f. Psych. **21**, 574.
150. Karplus, Zur Kenntnis der Variabilität und Vererbung am Zentralnervensystem. Leipzig-Wien 1907.
151. Kassowitz, M., Allgemeine Biologie. **2**. Wien 1899.
152. Kenda, Moriz, Die Entartung des Menschengeschlechts. Halle 1901.
153. Kind, Über den Einfluß der Trunksucht auf die Entstehung der Idiotie. Allg. Zeitschrift f. Psych. **40**, 564. 1884.
154. Kirchhoff, Fragen auf dem Gebiete der Erblichkeit. Allg. Zeitschr. f. Psych. **56**.
155. Koch, A., Psychopathische Minderwertigkeiten. Ravensburg 1891/92.
156. Koller, J., Beitrag zur Erblichkeitsstatistik etc. Arch. f. Psych. **28**.
157. Kraepelin, Zur Entartungsfrage. Gaupps Zentralbl. **31**, 745. 1908.
158. — Vergleichende Psychiatrie. Zentralbl. f. Nervenheilk. 1904.
159. — Psychiatrie. 8. Aufl. **1**, 1909.
160. v. Krafft-Ebing, Lehrbuch der Psychiatrie. 1893.
161. Kraus, Blutsverwandtschaft in der Ehe etc. Krankh. u. Ehe. **1**, 56.
162. Kreichgauer, Zur Frage der Vererbung von Geisteskrankheiten. Inaug.-Diss. Freiburg 1909.
163. Kruse, Über den Einfluß des städtischen Lebens auf die Volksgesundheit. Zentralbl. f. allg. Gesundheitspflege. 1898.
164. Küster, Ernst, Die Mendelschen Regeln etc. Biol. Zentralbl. **22**, 128. 1902.
165. Kurella, H., Neuere Arbeiten über Vererbung. Zentralbl. f. Nervenheilk. **18**, 292. 1895.
166. Lacause, Les dégénérés psychiques. Bordeaux. 1889.
167. Lagriffe, L., Stigmates anatomiques de dégénérescence dans un groupe d'aliénés. Ann. méd.-psych. 9. S. I, **6**, 353.
168. Laitinen, Über den Einfluß des Alkohols auf die Empfindlichkeit des tierischen Körpers für Infektionsstoffe. Zeitschr. f. Hyg. u. Infektionskrankh. **34**, 206. 1900.
169. Lamprecht, Karl, Moderne Geschichtswissenschaft. Fünf Vorträge. Freiburg i. Br. 1905.
170. Lang, Verhandl. der deutschen zoolog. Gesellsch. 1909.
171. Lange, L. J., Gibt es eine Vererbung erworbener Eigenschaften. Polit.-anthr. Revue. **4**, 601. 1905/6.
172. Lapouge, G. de, Die Entartung in den höheren und niederen Ständen. Polit.-anthr. Revue. **5**, 193. 1906.
173. Laquer, L., Nervosität und moderne Kultur. Deutsche Umschau. 1900. Nr. 7.
174. Legrain, Du delire chez les dégénérés. Paris 1886.
175. — Dégénérescence sociale et alcoolisme. 1885.
176. Legrand du Saulle, Erbliche Geistesstörung. Stuttgart 1874.
177. Lenz, F., Über die Verbreitung der Lues, speziell in Berlin und ihre Bedeutung als Faktor des Rassentodes. Arch. f. Rassenbiol. 7, 306. 1910.
178. Lombroso, Der geniale Mensch. Hamburg 1890.
179. — Neue Verbrecherstudien. Deutsch von E. Jentsch. Halle 1907.
180. — Der Verbrecher. Hamburg 1907.
181. Lomer, Neurol. Zentralbl. 1905. Nr. 6.
182. — G., Die Beziehungen von Selbstmord und Geisteskrankheit zur Rasse. Polit.-anthrop. Revue. **5**, 28. 1906.
183. Lorenz, Ottokar, Lehrbuch der gesamten wissenschaftl. Genealogie. Hertz, Berlin 1898.
184. Lossen, Deutsche Zeitschr. f. Chir. **126**.

185. Lundborg, Über Degeneration und degenerierte Geschlechter in Schweden. Stockholm 1901.
186. Lundborg, H., Essai d'explication de la nature intime de la dégénérescence. L'Encéphale. 3 année. Nr. 2. p. 109.
187. Luther, Klinische Beiträge zur Frage des degenerativen Irreseins. Allg. Zeitschr. f. Psych. **66**, 6. 949.
188. Löwenfeld, Über die geniale Geistestätigkeit. Wiesbaden 1903.
189. — Über die Dummheit. Wiesbaden 1909.
190. Macchioro, Vittorio, Die anthropologischen Grundlagen des römischen Verfalls zur Kaiserzeit. Polit.-anthrop. Revue. 5. 1906. 557.
191. Macpherson, Morison-Lectures. Journ. of Mental Science 1905.
192. Magnan, État mental des dégénérés. Progrès méd. 1894 u. 1895.
193. — Considérations sur la folie des héréditaires ou dégénérés. Progrès méd. 1886.
194. — Psychiatrische Vorlesungen. Deutsch von O. J. Moebius, Leipzig. 1891.
195. — et Legrain, Les dégénérés. Paris 1895.
196. Malthus, T. R., Versuche über das Bevölkerungsgesetz. Übers. von Stolpel. 1879.
197. Manacéine, M. v., Geistige Überbürdung in der modernen Kultur. Leipzig 1905.
198. Marchand, De la dégénérescence mentale. Revue de Psychiatrie. **9**, 405. 1905.
199. Martius, Die Bedeutung der Vererbung für Krankheitsentstehung und Rassenerhaltung. Arch. f. Rassenbiol. 1910. 470.
200. — Krankheitsanlage und Vererbung. Leipzig-Wien 1905.
201. — Über die Bedeutung der Vererbung etc. 22. Kongr. f. inn. Med. Wiesbaden 1905.
202. — Pathogenese innerer Krankheiten. 4. Kap. Das pathologische Vererbungsproblem. Leipzig-Wien 1909.
203. — Das Vererbungsproblem in der Pathologie. Berl klin. Wochenschr. 1901. 781. Nr. 30.
204. Mattauschek, Emil, Einiges über die Degeneration des bosnisch-herzegowinischen Volkes. Jahrb. f. Psych. **29**, 135. 1909.
205. Mayet, Les stigmates anatomiques et physiologiques de la dégénérescence etc. Paris-Lyon. Norsk. 1902.
206. — P., Verwandtenehe und Statistik. Jahrb. d. internat. Vereinig. f. vergl. Rechtswissenschaft u. Volkswirtschaftslehre. VI. u. VII.
207. Merzbacher, L., Gesetzmäßigkeiten in der Vererbung und Verbreitung verschiedener hereditär-familiärer Erkrankungen. Arch. f. Rassen- u. Gesellschaftsbiol. 1909. 172. Heft 2.
208. Metzger, Zur Lehre von den Degenerationszeichen. Allg. Zeitschr. f. Psych. **45**, 501. 1889.
209. Meyer, E., Die Ursachen der Geisteskrankheiten. Jena 1907.
210. — L., Rektoratsrede. Cit. von E. Meyer l. c.
211. Meynert, Mechanik der Physiognomie. 60. Naturforscherversamml. Wiesbaden 1887. 148.
212. — Klinische Vorlesungen über Psychiatrie. Wien 1890.
213. — Die akuten halluc. Formen des Wahnsinns etc. Wien 1881.
214. Mickle, Annual meeting of the med. psych. Association. 1900. London. Zit. nach Singer.
215. Minor, L., Contribution à l'étude de l'étiologie du tabes. Arch. de neur. **17**, 1889.
216. Moebius, Die Erblichkeit der Nervosität. Betz' Memorabilien. 1881. Heft 8.
217. — Geschlecht und Entartung. Halle 1903.
218. — Goethe. Leipzig 1903.
219. — Über Entartung. Loewenfelds Grenzfragen. 1900. Heft 3.
220. — Über nervöse Familien. Allg. Zeitschr. f. Psych. **40**, 1880 und Neur. Beiträge. Heft 2.
221. Mönkemöller, Zur Geschichte der progressiven Paralyse. Zeitschr. f. d. ges. Neur. u. Psychiatrie. 1911. 4. Mai. 500.
222. Moreau, De la prédisposition héréditaire aux affections cérébrales.
223. Morgan, Die Urgesellschaft. Stuttgart 1891.

224. Morel, Des caractères de l'hérédité dans les maladies nerveuses. Arch. gén. de méd. 1859.
225. — Traité des maladies mentales. Paris 1860.
226. — Traité des dégénérescences physiques, intellectuelles et morales de l'espèce humaine. Paris 1857.
227. Morselli, K., Selbstmord. Leipzig 1881.
228. Naecke, Sind die Degenerationszeichen wirklich wertlos? Vierteljahrsschr. f. gerichtl. Med. 3. Folge. **32**, 1. 45.
229. — Erblichkeit und Prädisposition bzw. Degeneration bei der progressiven Paralyse. Arch. f. Psych. **41**, 1906.
230. — P., Über Variationen an den fünf inneren Hauptorganen etc. Zeitschr. f. Morph. u. Anthrop. IV. 589. 1902.
231. — Über den Wert der Degenerationszeichen. Monatsschr. f. Krim. Psych. I. 99.
232. — Die sog. äußeren Degenerationszeichen bei der progressiven Paralyse etc. Allg. Zeitschr. f. Psych. **55**, 537. 1898.
233. — Einige innere somat. Degenerationszeichen bei Paralytikern und Normalen. Allg. Zeitschr. f. Psych. **58**, 1009.
234. — Kastration in gewissen Fällen von Geisteskrankheit. Psych.-neur. Wochenschr. 1905. Nr. 27.
235. — Zur angeblichen Entartung der romanischen Völker, speziell Frankreichs. Arch. f. Rassen- u. Gesellschaftsbiol. Mai 1906.
236. — Das prozentual ausgedrückte Heiratsrisiko etc. Arch. Zeitschr. f. Psych. **63**, 482. 1906.
237. — Eheverbote. Arch. f. Kriminalanthropologie. 22. 2. u. 3. Heft.
238. Niceforo, Alfredo, Les classes pauvres. Paris 1901.
239. Nietzsche, Fr., Der Wille zur Macht. Versuch einer Umwertung aller Werte. Leipzig 1901.
240. Neumann, Zit. von Metzger, s. dort.
241. Nordau, Max, Entartung. C. Dunker, Berlin.
242. Obersteiner, H., Zur Kenntnis einiger Hereditätsgesetze. Wien. med. Jahrb. 1875.
243. — Zur Frage der hereditären Übertragbarkeit akquirierter pathologischer Zustände. Neurol. Zentralbl. 1900. **19**. 498.
244. Oppenheim, K., Zur Psychopathologie und Nosologie der russisch-jüdischen Bevölkerung. Journ. f. Psychol. u. Neurol. **13**, 1. 1908.
245. Orschansky, Die Vererbung. Stuttgart 1903.
246. Orth, Angeborene und ererbte Krankheiten und Krankheitsanlagen. Krankheiten am Ohr. **1**, 26. München 1904.
247. — Über die Entstehung und Vererbung individueller Eigenschaften. Kölliker-Festschr. Leipzig 1887.
248. Pearson and Elderton, A second study etc. (vgl. Elderton). London 1910.
249. — K., The scope and importanse etc. Übersetzt von H. Fehlinger. Arch. f. Rassenbiol. 1908. 67.
250. Peipers, F., Konsanguinität in der Ehe und deren Folgen für die Deszendenz. Allg. Zeitschr. f. Psych. **58**, 793. 1901.
251. Pelmann, Nervosität und Erziehung. Bonn 1888.
252. — Psychische Grenzzustände. Bonn 1909.
253. Pick, A., Zur Lehre von der neuropathischen Disposition. Berl. klin. Wochenschr. 1879. 135.
254. Pilcz, Beiträge zur vergleichenden Rassenpsychiatrie. 1906.
255. — und Wintersteiner, Über Ergebnisse von Augenspiegeluntersuchungen an Geisteskranken etc. Zeitschr. f. Augenheilk. **12**, 729.
256. — A., Beitrag zur Lehre von der Heredität. Obersteiners Arbeiten. **15**, 282.
257. — Die periodischen Geistesstörungen. Fischer, Jena 1901.
258. — Geistesstörungen bei den Juden. Wien. klin. Rundschau. 1901. Nr. 47/48.
259. Ploetz, Der Alkohol im Lebensprozeß der Rasse. Deutsche Warte. Juni 1903.
260. — A., Die Tüchtigkeit unserer Rasse und der Schutz der Schwachen. 1895.

261. Ploetz, Ziele und Aufgaben der Rassenhygiene. Sonder-Abdruck a. d. Bericht d. Deutsch. Vereins f. öff. Gesundheitspflege. 1911.

262. Prinzing, Handbuch der medizinischen Statistik. Jena 1906.

263. Rawitz, B., Kritische Bemerkungen über Vererbungstheorien. Polit.-anthrop. Revue. 4, 241. 1905/6.

264. Redlich, Über die Heiraten nervöser und psychopathischer Individuen. Med. Klin. 1900.

265. Reibmayr, Inzucht und Vermischung. Leipzig 1907.

266. — Die Entwickelungsgeschichte des Talentes und Genies. München 1908.

267. — Das Aussterben der talentierten und genialen Familien im Mannesstamm. Polit.-anthropol. Revue. 4, 675. 1905/6.

268. Reiß, Konstitutionelle Verstimmung und manisch-depressives Irresein. Berlin 1910.

269. — R., Kasuistischer Beitrag zur Lehre von dem Auftreten paranoider Symptomenkomplexe bei Degenerierten. Gaupps Zentralbl. 18, 1907.

270. Révész, Béla, Die rassenpsychiatrischen Erfahrungen und ihre Lehren. 5. Beiheft zum Arch. f. Schiffs- u. Tropenhyg. 1911.

271. Ribbert, Rassenhygiene. Bonn 1910.

272. — Neuere Anschauungen über Vererbung, Deszendenz und Pathologie. Deutsche med. Wochenschr. 1894. Nr. 1 u. 2.

273. — Über Vererbung. Deutsche med. Wochenschr. 1910. 1009.

274. — Über Vererbung. Marburg 1902.

275. Ribot, Th., Vererbung. Leipzig 1895.

276. Rickert, Heinrich, Kulturwissenschaft und Naturwissenschaft. 2. Aufl. Tübingen 1910.

277. — Naturwissenschaftliche Weltanschauung? Separatabzug aus Der Lotse.

278. Rieger, Über Ursachen und über Vererbung auf dem Gebiete der Nerven- und Geisteskrankheiten. Zentralbl. f. Nervenheilk. 1802. 145

279. — Zweiter Bericht aus der Psychiatrischen Klinik Würzburg. 1905.

280. — Dritter Bericht aus der Psychiatrischen Klinik Würzburg. Würzburg 1910.

281. — Festschrift zur Feier des 50jährigen Bestehens der Anstalt Werneck. Jena 1905.

282. Rohde, Fr., Über den gegenwärtigen Stand der Frage nach der Entstehung und Vererbung individueller Eigenschaften und Krankheiten. Jena 1895.

283. Romanes, Darwin und nach Darwin. Übers. von Höldeke. Leipzig 1895.

284. Rosolimo, Nervosismo e civiltà. Annali della clinica delle malattie mentali e nervose. III. Palermo 1909.

285. Roth, E., Die Tatsachen der Vererbung in geschichtlich-kritischer Darstellung. Heft 2. Berlin 1885.

286. — Über den gegenwärtigen Stand der Frage der Vererbung erworbener Eigenschaften und Krankheiten. Wien. Klin. Juli 1890. Heft 7.

287. — M., Der angeborene Defekt des Präputium. Korrespondenzbl. f. Schweiz. Ärzte. 14. 1884.

288. Roubinovitsch, Hysterie mâle et dégénérescence. Paris 1890.

289. Rüdin, Über den Zusammenhang zwischen Geisteskrankheit und Kultur. Arch. f. Rassenbiol. 7, 722. 1910.

290. — Zur Paralysefrage in Algier. Allg. Zeitschr. f. Psych. 67, 679. 1910.

291. Sanson, L'hérédité normale et pathologique. 1893.

292. Schallmayer, Über die drohende körperliche Entartung der Kulturmenschheit und der Verstaatlichung des ärztlichen Standes. Berlin und Neuwied 1891.

293. — Kultur und Entartung. Soziale Med. u. Hyg. I. Nr. 9. 481. Nr. 10. 544. 1907.

294. — W., Vererbung und Auslese. Jena 1910.

295. Schemann, Ludwig, Gobineaus Rassenwerk. Stuttgart 1910.

296. Schenk, A., Handbuch der Botanik. 1, 7.

297. Schiller-Tietz, Blutsverwandtschaft im Menschen-, Tier- und Pflanzenleben. Heft 3. Leipzig.

298. Schüle, Über die Frage des Heiratens von früheren Geisteskranken. II. Berlin 1905.

299. — H., Handbuch der Geisteskrankheiten. Leipzig 1878.

300. Schwalbe, Über das Darwinsche Spitzohr. Arch. f. Psych. 21, 643. 1890.

301. Schwalbe, E., Das Problem der Vererbung in der Pathologie. Münch. med. Wochenschr. 1903. 1579.
302. — Die Morphologie der Mißbildungen des Menschen und der Tiere. I. Jena 1906.
303. Semon, R., Die Mneme. 2. Aufl. Leipzig 1909.
304. — Richard, Der Stand der Frage nach der Vererbung erworbener Eigenschaften. Abderhaldens Fortschr. d. naturwissenschaftl. Forschung. **2**, 1. 1911.
305. Senator und Kaminer, Krankheiten und Ehe. München 1904.
306. Sichel, Die Geistesstörungen bei den Juden. Leipzig 1909.
307. — Der Alkohol als Ursache der Belastung. Neurol. Zentralbl. **29**, 1910. 1910.
308. Sioli, E., Über direkte Vererbung von Geisteskrankheiten. Arch. f. Psych. **16**, 113. 1885.
309. Singer, H., Allgemeine und spezielle Krankheitslehre der Juden. Leipzig 1904.
310. Sommer, M., Die Brown-Séquardsche Meerschweinchenepilepsie und ihre erbliche Übertragung auf die Nachkommen. Zieglers Beitr. z. path. Anat. **27**, 1900.
311. — R., Familienforschung und Vererbungslehre. Leipzig 1907.
312. — Die Beziehung von morphologischen Abnormitäten zu den endogenen Nerven- und Geisteskrankheiten. Zentralbl. f. Nervenheilk. **16**, 561. 1893.
313. — Goethe im Lichte der Vererbungslehre. Leipzig 1908.
314. — Individualpsychologie und Psychiatrie. 2. Kongr. f. exp. Psychol. Würzburg 1906.
315. — R,, Diagnostik der Geisteskrankheiten. Berlin. 1901.
316. — Kriminalpsychologie. Leipzig. 1904.
317. Spencer, H., Einleitung in das Studium der Sociologie. 1875.
318. — The principles of Biology. London 1864/67.
319. Spitzka, Regenticides not abnormal as a class. A protest against the chimera of „degenerancy". The Philadelphia Medical Journ. Febr. 8. 1902.
320. Steynes, Untersuchungen und Degenerationszeichen an 350 geisteskranken Frauen. Inaug.-Dissert. Göttingen 1909.
321. Stieda, L., Referat über Naecke. Biol. Zentralbl. **22**, 689. 1902.
322. Stieler, F. R., Zur Frage der Vererbung erworbener Eigenschaften. Polit.-anthrop. Revue. **6**, 393. 1907/8.
323. Stradonitz, Stephan Kekule von, Über die Untersuchung von Vererbungsfragen und die Degeneration der spanischen Habsburger. Arch. f. Psych. **35**, 787. 1902.
324. Strohmayer, Über die Bedeutung der Individualstatistik bei der Erblichkeitsfrage in der Neuro- und Psychopathologie. Münch. med. Wochenschr. 1901. Nr. 45 u. 46.
325. — Ziele und Wege der Erblichkeitsforschung in der Neuro- und Psychopathologie. Allg. Zeitschr. f. Psych. **61**, 355.
326. — W., Die Ahnentafel der Könige Ludwig II. und Otto I. von Bayern. Allg. Zeitschr. f. Rassen- und Gesellschaftsbiol. 1910. Heft 1.
327. — Über den Wert genealogischer Betrachtungsweise in der psychiatrischen Erblichkeitslehre. Monatsschr. f. Psych. **2**, 115. 1907.
328. Seeck, Otto, Geschichte des Untergangs der antiken Welt. Berlin, Siemenroth u. Worms. 1895/1901.
329. Tamburini und Rüdin, Über die Beziehungen zwischen Kultur und Geisteskrankheiten. Zeitschr. f. d. ges. Neurol. u. Psych. Referate II. 8. 1910. 647.
330. Thomsen, J., Beobachtungen über die Trunksucht und ihre Erblichkeit. Arch. f. Psych. **17**.
331. Tigges, Die Abnormitäten der Aszendenz in Beziehung zur Deszendenz. Allg. Zeitschr. f. Psych. **64**. 891. 1907.
332. — Untersuchungen über die erblich belasteten Geisteskranken. Allg. Zeitschr. f. Psych. **64**, 1. 1907.
333. — Die Gefährdung der Nachkommenschaft durch Psychosen, Neurosen und verwandte Zustände der Aszendenz. Allg. Zeitschr. f. Psychiatrie. **63**, 448. 1906.
334. Toulouse, Les causes de la folie etc. Paris 1896.
335. Urstein, Zentralbl. f. Nervenheilk. 1906. 629.

336. Vaschide, N., et Cl. Vurpas, Qu'est-ce qu'un dégénéré? Arch. d'anthrop. crim. **17**, 40. 1902.
337. v. d. Velden, Aussterbende Familien. Arch. f. Rassenbiol. **6**, 340. 1909.
338. — Der Einfluß des Heiratsalters etc. Polit.-anthrop. Revue. 8, 1908.
339. — Konstitution und Vererbung. München 1909.
340. Vierkandt, A., Naturvölker und Kulturvölker. Leipzig 1891.
341. Virchow, R., Deszendenz und Pathologie. Virch. Arch. **103**.
342. — Transformismus und Deszendenz. Berl. klin. Wochenschr. **30**, 1. 1893.
343. Vocke, Ein Beitrag zur Frage, ob die Zahl der Geisteskranken zunimmt. Psych. neurol. Wochenschr. 1907. Nr. 47.
344. Vorster, Über die Vererbung endogener Psychosen in Beziehung zur Klassifikation. Monatsschr. f. Psych. **9**, 161. 301, 367. 1901.
345. Voss, G., Zur Frage der Entartung. Deutsche med. Wochenschr. 1910. Nr. 1.
346. Wagner v. Jauregg, Einiges über erbliche Belastung. Wien. klin. Wochenschr. 1906.
347. Walter, F. K., Über den Einfluß der Schilddrüse auf die Regeneration der peripheren markhaltigen Nerven. Deutsche Zeitschr. f. Nervenheilk. **38**, 1.
348. Walton, G. L., The prevailing conception of degenerancy and degenerate etc. Boston Med. and Surg. Journ. 1904. Nr. 3. Jan. 21.
349. Warda, W., Die Beziehungen der Heredität zur Pathologie des Nervensystems (1894—1897). Monatsschr. f. Psych. **4**, 388. 1898.
350. Weber, Über die Bedeutung der Degenerationszeichen. Allg. Zeitschr. f. Psych. **55**, 164. 1898.
351. — L. W., Läßt sich eine Zunahme der Geisteskranken feststellen? Arch. f. Rassenbiol. **7**, 704. 1910.
352. Weigert, C., Neuere Vererbungstheorien. Schmidts Jahrb. **215**, 89. 1887.
353. Weinberg, Pathologische Vererbung und genealogische Statistik. Deutsch. Arch. f. klin. Med. **78**, 1903.
354. — Die rassenhygienische Bedeutung der Fruchtbarkeit. Arch. f. Rassenbiol. **7**, 684. 1910.
355. — Die mathematischen Prinzipien der scheinbaren Überfruchtbarkeit der Eltern ausgelesener Kinder und der Nachwuchs der Begabten. Zeitschr. f. soz. Med. **4**, 1908.
356. Weismann, A., Über die Vererbung. Jena 1883.
357. — Über die Hypothese einer Vererbung von Verletzungen. Jena 1889.
358. — Aufsätze über Vererbung. Jena 1892.
359. — Das Keimplasma. Eine Theorie der Vererbung. Jena 1893.
360. Westphal, C., Über künstliche Erzeugung von Epilepsie bei Meerschweinchen. Berl. klin. Wochenschr. **8**, 1871.
361. Wille, Über die durch Vererbung erworbenen neuro- und psychopathischen Zustände. Korr.-Bl. f. Schweizer Ärzte. 1876. 611.
362. Wilmanns, Karl, Die Zunahme der anstaltsbedürftigen Geisteskranken und ihre Ursachen. Zeitschr. f. d. ges. Neur. u. Psych. IV. 5. 1911. 617.
363. Wilser, L., Vererbung der geistigen Eigenschaften. Illenauer Festschr. Heidelberg 1892.
364. Wlassak, Das Problem der Degeneration. Intern. Monatsschr. z. Erforsch. d. Alkoh. **20**, 1910.
365. Wolff, G. Regeneration und Nervensystem. Festschr. z. 60. Geburtstage Rich. Hertwigs. III. 1910. Separatum. Jena.
366. — Die physiologische Grundlage von den Degenerationszeichen. Virchows Arch. f. path. Anat. **169**, 308. Heft 2.
367. Woltmann, Die Ursachen der geistigen Minderwertigkeit der Negerrasse. Polit.-anthropol. Revue. V. 2. 1906. 112.
368. — Über die Beziehungen von Gehirn und Kultur. Polit.-anthrop. Revue. V. 1. 1. 1906.
369. — Polit. Anthropologie. Eisenach und Leipzig 1903.
370. Ziegler, Die neuesten Arbeiten über Vererbung und Abstammungslehre und ihre Bedeutung für die Pathologie. Zieglers Beitr. IV. 1889.

371. Ziegler, Können erworbene pathologische Eigenschaften vererbt werden und wie entstehen erbliche Krankheiten und Mißbildungen? Zieglers Beitr. I. 1886.
372. — Lehrbuch der allgemeinen pathologischen Anatomie. Fischer, Jena.
373. — H. E., Über den derzeitigen Stand der Vererbungslehre in der Biologie. 22. Kongr. f. inn. Med. Wiesbaden 1905.
374. — Die Vererbungslehre in der Biologie. Jena 1905.
375. — Die Streitfrage der Vererbungslehre. Naturw. Wochenschr. N. F. **9**, 1910. Nr. 13.
376. Ziehen, Th., Die Erkennung des Schwachsinns im Kindesalter. Berlin 1909. 18. Anmerkung.
377. — Artikel Degeneratives Irresein in Eulenburgs Realenzyklopädie. 4. Aufl. III. 1908.
378. Zuccarelli, Sur la nécessité et sur les moyens d'empêcher la réproduction des hommes les plus dégénérés. Compt. rend. du 5. Congrès intern. d'anthrop. crim. ten. à Amsterdam. 1901. 339.

Namenregister.

Sachregister.

GPSR Compliance

The European Union's (EU) General Product Safety Regulation (GPSR) is a set of rules that requires consumer products to be safe and our obligations to ensure this.

If you have any concerns about our products, you can contact us on ProductSafety@springernature.com

In case Publisher is established outside the EU, the EU authorized representative is:

Springer Nature Customer Service Center GmbH
Europaplatz 3
69115 Heidelberg, Germany

Batch number: 10844827

Printed by Printforce, the Netherlands